PALÄO-D

Gesund Ernähren - Natürlich Schlank - Weihnachten Mit
Paleo

(Abnehmen Ohne Hunger! Schlank & Glücklich Mit Der
Steinzeit Diät)

Peter Kuster

Herausgegeben von Alex Howard

© **Peter Kuster**

All Rights Reserved

Paläo-diät: Gesund Ernähren - Natürlich Schlank - Weihnachten Mit Paleo
(Abnehmen Ohne Hunger! Schlank & Glücklich Mit Der Steinzeit Diät)

ISBN 978-1-77485-034-3

INHALTSVERZEICHNIS

Kapitel 1: Was Sie essen dürfen und was Sie lieber weglassen sollten

Nun sind Sie grundsätzlich über die Vorzüge der Paleo Lebensweise informiert. Dennoch hat diese Informationsflut vielleicht auch für Verunsicherung gesorgt. Jetzt fragen Sie sich wahrscheinlich, was Sie nun essen sollten oder worauf Sie lieber in Zukunft verzichten. Die folgende Auflistung soll Ihnen bei der zukünftigen Gestaltung Ihres Speiseplans unter die Arme greifen.

Lebensmittel, zu denen Sie unbedenklich greifen dürfen sind:

- Tierische Fette, die von Tieren stammen, die gesund auf der Weide gefüttert werden

- Frischer Fisch und Meerestiere

- Frisches Gemüse und davon reichlich

- Frisches Obst unter Berücksichtigung des Fruktosegehalts

- Reichlich Eier

- Unbehandelte Nüsse und Samen

- Gesunde Öle, wie unraffiniertes Olivenöl, Walnuss- oder Macadamia-Öl

- Avocado- oder Raps-Öl

Lebensmittel, auf die Sie lieber verzichten sollten sind:

- Getreide und Hülsenfrüchte in hohen Maßen

- Behandelte Erdnüsse

- Milchprodukte in zu hohen Maßen vor allem bei einer festgestellten

Laktoseintoleranz
- Zucker aller Art und künstliche Süßungsmittel

- Süßigkeiten

- Fertiggerichte, egal, ob aus der Dose oder aus der Tiefkühltruhe

- Raffinierte Öle, wie etwa Sonnenblumenöl

Die Paleo Diät verhilft Ihnen also zu einem nachhaltigen und gesunden Leben und das nicht nur so lange, Sie abnehmen wollen, sondern dauerhaft. Es sind vor allem typische Erkrankungen, wie Sie in der heutigen Gesellschaft vorkommen, denen mit einer gezielten Ernährungsweise wie der Paleo Diät entgegengewirkt werden kann. Entscheiden Sie sich einmal für Paleo, dann treffen Sie die richtige Entscheidung, auch wenn es Ihnen nicht darum geht, ein paar Kilo abzunehmen.

Kapitel 2: Erlaubte Nahrungsmittel bei der Paleo-Ernährung

Es gibt eine wirklich große Zahl an kohlenhydratarmen Nahrungsmitteln, sodass man überhaupt keine Sorge haben muss sich nicht mit genug Abwechslung zu ernähren. Wir informieren darüber, welche Lebensmittel zugelassen sind und welche man lieber vermeidet:

- **Die Kategorie Fisch und Fleisch:** Besonders Fisch, Fleisch und auch Eier sind besonders zu empfehlen, weil diese Nahrungsmittel kaum Kohlehydrate enthalten. Eine Ausnahme stellen aber Fleischstücke mit einer Panier dar wie zum Beispiel Schnitzel, Frikadellen sowie auch Austern.

- **Die Kategorie Obst und Gemüse:** Auch, wenn das Obst und zum Teil auch das Gemüse eine Menge an Fruchtzucker enthalten, sollten diese Lebensmittel auf dem Low-Carb-Ernährungsplan einen wichtigen Stellenwert einnehmen. Denn sowohl Obst als auch Gemüse liefern viel an lebenswichtigen Vitaminen, auch Mineralstoffe und viel an notwendigen Ballaststoffen. Besonders wichtige Früchte sind zum Beispiel Beeren. Getrocknete Früchte wie zum Beispiel Rosinen und auch Datteln, auch Bananen weisen sehr viele Kohlenhydrate auf und sollten nur in kleinen Mengen konsumiert werden. Bei Gemüse ist nahezu alles gestattet, insbesondere Pilze, Salat und Kohl, auch Gurken sowie Radieschen.

- Die Kategorie Kartoffeln und Hülsenfrüchte: Nahrungsmittel wie Kartoffeln und Hülsenfrüchte sind in kleinen Mengen zugelassen, obwohl sie ziemlich kohlenhydrathaltig sind. Es handelt sich allerdings um gesunde Kohlenhydrate, die nur schrittweise in das Blut übergehen und auch lange satt halten. Essen Sie zum Beispiel Kichererbsen vorzugsweise zum Mittagstisch, zum Abendessen sollten sie weitgehend auf Kohlehydrate verzichten.

- Die Kategorie Nüsse, Samen und Saaten: Einige Nüsse weisen mehr, andere wiederum weniger Kohlenhydrate auf. Doch viele dieser Nahrungsmittel sind bei einer üblichen Portion von etwa 40 Gramm absolut empfehlenswert, da sie noch dazu gesunde Fette sowie wertvolle Vitamine und wichtige Mineralstoffe liefern. Verwenden Sie auch Leinsamen und den Samen von Chia bei den Mahlzeiten.

- Die Kategorie Fette und Öle: Fette wie Öle und auch Butter beinhalten zwar Fett, jedoch nichts an Kohlenhydraten, aus diesem Grund sind sie im Zuge der Paleo-Ernährung erlaubt und auch erwünscht. Insbesondere die guten Fette aus Pflanzenölen, aus den Arten von Nüssen und auch Avocados.

Kapitel 3: Was der Höhlenmensch nicht gegessen hat

im vorherigen Kapitel gingen wir über alle Lebensmittel, die ideal für Paläo waren, mit einigen Anleitungen, was in diesen Lebensmittelkategorien zu vermeiden. jetzt können wir einige spezifische Lebensmittel betrachten, die Sie auf der Paläo-Diät vermeiden möchten.

- Den Süßen Zahn Herausziehen
oh, wie ich Zucker liebe. Ich gebe es offen zu, dass ich alles mit Zucker liebe und mein Körper dafür bezahlt hat. Ich weiß, dass Zuckerabhängige mir nicht glauben werden, wenn ich das sage, aber die Sehnsüchte verschwinden; gut die körperlichen Heißhunger tun, aber die geistigen können ein bisschen länger dauern. wir sind davon überzeugt, dass wir Zucker brauchen, und füllen den Bedarf auf der Grundlage dessen, was wir denken und nicht, was unser Körper sagt.

Ich war ein zwei Liter Pop pro Tag Kerl, das entspricht 20 Esslöffel Zucker pro Tag, und ich hörte auf, es nach dem ersten Monat der Beseitigung aus meiner Ernährung zu sehen. es war ein harter Monat, aber ich fühlte mich besser als ich in Jahren gefühlt hatte.

es macht nur Sinn, dass, wenn Sie eine Paläo-Diät folgen, werden Sie jedes Getränk aufgeben, das in einer Dose kommt und voller Zucker ist. Höhlenmenschen hatten Wasser und Tees zu trinken.

Wenn es um Lebensmittel geht, wird im Grunde alles, was verarbeitet wird, eliminiert werden. der Höhlenmensch war nicht draußen, luther, Oreo-Kekse oder Snicker zu essen.

Ich könnte auf eine rant Auflistung all der negativen Dinge überschüssigen Zucker tut, um unseren Körper, aber Sie wissen bereits, dass zu viel davon ist eine schlechte Sache. Wohlgemerkt, zu wissen, dass es ungesund ist und etwas dagegen zu tun, sind zwei verschiedene Dinge, wie Studien beweisen. im Jahr 1900 adte der durchschnittliche Mensch 10 Pfund Zucker pro Jahr; im Jahr 2012 konsumierten wir rund 130 Pfund pro Jahr. wir wissen, dass es uns umgibt, aber wie jede Sucht ist es schwierig, den Kreislauf zu durchbrechen. es ist mit Hingabe und Ausdauer möglich.

künstliche Süßstoffe sollten auch aus Ihrer Ernährung eliminiert werden. Es gibt eine ganze Liste der ungesunden Nebenwirkungen von künstlichem Zucker. ehrlich gesagt, wenn Sie gehen, um einen Pop sowieso haben, haben Sie es mit echtem Zucker und nicht einige süße Chemikalie. Wenn Sie sich ein beliebiges verarbeitetes Lebensmitteletikett ansehen, werden Sie eine Tonne Zucker in den meisten Dingen sehen, oder Zuckeräquivalente wie hoher Fruktose-Maissirup. die Tatsache, dass Sie ein Etikett betrachten, sollte der erste Hinweis darauf sein, dass es höchstwahrscheinlich nicht paläofreundlich ist.

Ihr Zuckerkonsum wird aus dem Obst und Gemüse in Ihrer Ernährung kommen. alles wird in Zucker umgewandelt, aber diese werden den größten Prozentsatz haben. ein weiterer Diskussionsbereich ist, ob Sie Honig in Ihre Paläo-Diät hinzufügen können oder nicht.

Sie können Honig in Maßen konsumieren, wenn er roh und unpasteurisiert ist. mehrere Studien haben rohen, nicht pasteurisierten Honig antibakterielle Eigenschaften gefunden, die ein großer Bonus für Ihre Gesundheit ist. Es ist wichtig, dass der nicht pasteurisierte Honig biologisch produziert und sorgfältig gesammelt wird. Sie werden sicherstellen wollen, dass der Lieferant einen guten Ruf für Qualitätskontrolle und Sanitärpraktiken hat.

Ich würde empfehlen, lokal produzierten und saisonal geeigneten Honig zu finden, um die höchste Qualität und das sicherste Produkt zu gewährleisten. Stellen Sie sicher, dass Sie Ihr Glas dicht halten, damit sich die Feuchtigkeit aus der Luft nicht mit dem Honig vermischt.

- Milch Bekommen? Nicht, Wenn Sie Auf Paleo-Diät Sind

von dem, was ich verstehe, der Höhlenmensch nicht Milch konsumieren, weil Tiere nicht domestiziert wurden und alles wild herumlief. es ist nicht so, dass sie sich auf einem Bison, der dort auf der Wiese steht, einnupmchen und sich eine Prise Milch schnappten, oder?

Nun, ehrlich gesagt, ich glaube das keine Sekunde. Wenn du ein paar Jungs hast, die im Wald herumlaufen, gibt es keinen Weg, Höhlenmensch oder nicht, dass einer von ihnen es nicht gewagt hätte, jemanden zu versuchen, diesen Bison zu melken. Ich wette, sie haben Milch getrunken, aber sie mussten einfach kreativer sein, wie man sie bekommt. Ich kann einfach nicht sehen, wie sie nicht herausgefunden hätten, wie sie das Tier fangen und melken, lange bevor sie offiziell Rinder domestizierten.

Ich meine, jemand musste an einem Punkt ein Baby Tier stillen und denken, sich selbst "Ich frage mich, wie das schmeckt?" und dann sie herausgefunden, wie man milcht, was wild es war vor ihnen. Ich sage nur, dass es möglich war, aber für unsere Paleo-Zwecke heute lassen Sie uns einfach sagen, Milch ist aus. es hat keinen Sinn, mit den Historikern zu streiten.

Außerdem sind wir das einzige Tier, das auch nach der Kindheit milchig konsumiert und trotzdem von einem anderen Tier. also werde ich weitermachen und sagen, dass es möglich ist, dass unser Körper nicht dazu bestimmt war, die Milch anderer Säugetiere zu konsumieren. Sie hören nicht von Baby Bären versuchen, von einem Mama Elch zu pflegen, oder? Wenn andere Säugetiere instinktiv wissen, dass es nicht natürlich ist, warum dann nicht?

die Milch, die wir jetzt konsumieren, wäre viel anders als die Milch, die der Höhlenmensch getrunken hätte, wenn sie sie überhaupt getrunken hätte. Die meisten Melkkühe werden heute mit einer Ernährung aus Mais, Getreide und Soja gefüttert und erhalten hohe Dosen von Antibiotika und Wachstumshormonen. die Milch, die wir aus dem Laden konsumieren, sieht nicht so aus, als hätten die Milchtiere damals produziert.

auch wenn Sie nicht das Gefühl, dass Sie eine Intoleranz gegenüber Milchprodukten haben, es wird vorgeschlagen, dass Sie es auf eine Paläo-Diät zu konsumieren. wieder ist die Wahl Ihre, aber ich würde vorschlagen, es für ein paar Monate zu beseitigen und sehen, ob Ihre Gesundheit verbessert.

- Sorry Farmer Fred Körner Sind Geschichte

der Höhlenmensch hat keine Körner gedieh, weil er die Landwirtschaft noch nicht erfunden hat, und die Tatsache, dass Körner gekocht werden müssen, um essbar zu sein. Körner enthalten auch eine Sammlung von "Anti-Nährstoffen" wie Lektin, Phytatunden und Gluten, die Darmschäden und Immunprobleme verursachen können.

vielleicht probierte der Stamm alle einmal Körner aus und verbrachte dann den nächsten Tag nicht in der Lage zu jagen wegen der Darmbeschwerden und musikalischen Geräusche, die sie machten. es wäre schwer, sich bei einem Bandkonzert der 7. Klasse auf ein Stück Bison zu schleichen, das wie die Blechbläsergruppe klingt.

Zu den Körnern, die Sie vermeiden, gehören Reis, Mais, Quinoa, Amaranth, Buchweizen, Wildreis, Dinkel, Roggen, Sorghum, Hafer und sogar glutenfreier Hafer. dies umfasst auch alle Produkte, die mit Körnern wie Pasta, Pfannkuchen, Cracker, etc. hergestellt werden.

wir haben auch eine Tendenz, viel mehr Pasta und Brot zu essen, als unser Körper jemals brauchen könnte, um unsere Glukose aufzufüllen. wir rechtfertigen es, all diese Kohlenhydrate zu essen, weil wir die Energie brauchen. die durchschnittliche Person geht herum und fühlt sich müde und träge mit all diesen schwer zu verdauenkohlenhydratigen Kohlenhydraten, die in ihren Bäuchen sitzen; dann essen wir mehr Kohlenhydrate, weil wir müde sind. alles, was passiert, ist, dass diese Kohlenhydrate als mehr Fett gespeichert werden und wir schwerer und müder werden. was für ein großartiger Zyklus wir sind.

Ihre Energie wird aus dem Fleisch, Gemüse und Obst kommen, das Sie essen, und Getreide ist für Energie unnötig. die Höhlenmenschen wanderten nicht alle durch den Wald und schleppten ihre Keulen ohne Körner hinter sich her und du wirst es auch nicht sein. Hülsenfrüchte und Bohnen sind ebenfalls von der Liste. Sie sind sehr ähnlich zu Körnern, da sie die gleichen "Anti-Nährstoffe" enthalten und die gleichen potenziellen negativen gesundheitlichen Nebenwirkungen haben. der Hauptunterschied zwischen Hülsenfrüchte und Gemüse ist, dass Hülsenfrüchte in einer Hülse wachsen.

Wenn Sie Bohnen etc. als Teil Ihrer Ernährung behalten möchten, werden Sie lernen wollen, wie sie für die richtige Verdauung und Nährstoffaufnahme einweichen können. Dies entfernt einige der Anti-Nährstoffe und hilft mit der Blähungen, die Sie von Bohnen erleben können.

- Halten Sie Bitte Die Stärke

Ich wollte sicherstellen, dass wir Stärke direkt angesprochen, obwohl Sie eine Menge davon durch die Beseitigung von Körnern und Hülsenfrüchte aus Ihrer Ernährung schneiden. Im Grunde wird die ganze Stärke, die Sie früher konsumiert haben, um in Glukose umgewandelt zu werden, jetzt aus anderen Nahrungsquellen stammen. keine Notwendigkeit mehr für einen großen Teller mit nährstoffmangelhaften Nudeln oder Broten.

Weiße Kartoffeln sind wieder etwas, das sehr umstritten ist, wenn es um die Paläo-Diät geht. das Argument gegen Kartoffeln ist, dass sie einen hohen glykämischen Index haben, der zu höheren Insulinspitzen und einem hohen Blutzuckerspiegel führt, was nicht gut für Ihre Gesundheit ist. auf der anderen Seite des Arguments sind Leute, die sagen, solange Sie Ihre Kartoffeln backen und essen sie ohne die Haut ist es sehr vergleichbar mit Süßkartoffeln. natürlich vermeiden Sie die verarbeiteten Sorten von Kartoffeln wie Pommes frites, etc.

Stärke kann immer noch eine gesunde Energiequelle sein, wenn Sie paläosichere Stärken essen.

Sie können viele dieser Stärke zu Ihrem Speiseplan anstelle der Körner und Kartoffeln hinzufügen, die Sie früher konsumiert haben. finden Sie einige gute Rezeptbücher auf Paleo und Sie werden erstaunt sein, wie einfach es ist, Ihre typischen Stärkequellen zu ersetzen. Achten Sie darauf, diese in Maßen zu konsumieren, da zu viel Stärke immer noch in die Fettspeicherung überschwappen wird, auch wenn es gesünderStärke ist.

- Insgesamt
Dies ist die Liste der Lebensmittel, die Sie vermeiden oder sparsam konsumieren werden. eine allgemeine Faustregel ist, wenn es in irgendeiner Weise verarbeitet wurde, ist es nicht paläo-freundlich. wieder, wenn Sie nicht versuchen, Hardcore Paleo zu gehen, dann mit allen Mitteln können Sie wählen und wählen, was Sie essen. Ich würde empfehlen, versuchen, die Lebensmittel in diesem Kapitel für mindestens die ersten zwei Monate zu beseitigen, und dann, wenn Sie sie wieder hinzufügen möchten, tun Sie dies nacheinander.

dann werden Sie in der Lage sein, die Lebensmittel zu identifizieren, die Sie schrecklich fühlen und andere, die keine Auswirkungen auf Sie haben. die meisten von uns haben "gefühlsschrecklich" als Norm akzeptiert. unser Körper kennt nichts anderes, so dass die beschissene Nahrung, die wir hineinlegen, uns nicht wirklich schlechter anfühlt, aber es schadet weiterhin stillschweigend unserer Gesundheit.

es wird einige Zeit dauern, bis wir uns darauf einstellen, nicht all das zu essen, was wir gewöhnlich aus keinem anderen Grund essen, als weil wir sie immer gegessen haben. es gibt auch die Seite des Arguments, wenn etwas geändert werden muss, um esessbar zu machen, sollten wir es überhaupt essen? Verwenden Sie diese

Denkweise, wenn Sie Ihre Lebensmittel-Entscheidungen treffen und Sie werden höchstwahrscheinlich nicht schief gehen

Kapitel 4: Paleo Lebensstil

Was uns heute von unseren Vorfahren wesentlich unterscheidet, ist zweifelsohne die Menge an Sport und Bewegung. Um einen Vergleich zu machen, muss man nicht einmal so weit in die Vergangenheit greifen. Sogar unsere Großeltern waren physisch viel mehr beansprucht als wir. Heute arbeiten viele von uns vom Büro. Die Kalorien werden nie verbraucht und kommen gleich in die Fettdepots. Für ideale Resultate der Paleo Diät sollten wir mehr Bewegung treiben und vor allem, mehr Zeit in der Natur verbringen. Selbstverständlich bedeutet es nicht, mit Speeren auf Jagd zu gehen, uns mit Tierfell zu bekleiden oder ein nächtliches Lagerfeuer anzuzünden. Legen wir diese ganzen Klischees beiseite und betrachten wir, welche Grundideen wir aus dem Leben eines Höhlenmenschen nehmen können, die heute für uns anwendbar sind. Paleo und Sport – ein Muss

Bewegen für einen gesunden Appetit
Stelle Dir vor, Du musst Dich täglich auf die Suche nach Nahrung machen. Tieren nachzujagen oder lange Strecken zurücklegen, um eine kleine Menge an Beeren zu ernten und Wasser zurück nach Hause zu schleppen. Den täglichen Brennholz auch nicht vergessen! Erst wenn die ganze Arbeit vollbracht wurde, konnte man endlich in Ruhe speisen. Nahrung hat heute nur noch wenig mit physischer Leistung zu tun, was schlecht für die Gesundheit sein

kann. Für Millionen von Jahren haben wir bestimmte biochemische Vorgänge entwickelt, die unserem Stoffwechsel wichtige Informationen angesichts unseres Essverhaltens signalisieren. Wann wir satt sind und wie viel Nahrung wir überhaupt brauchen, sind Prozesse, die heute falsch funktionieren und zu Essstörungen sowie Übergewicht führen. Jetzt können wir sehr große Mengen an Kalorien in einer kleinen Zeitspanne essen. Leptin, das Sättigungshormon, kann mit unserer Essgeschwindigkeit nicht mithalten und wir fühlen uns erst satt, wenn wir bereits zu viel gegessen haben.

Mit Sport abnehmen

Auch wenn wir das nicht gerne hören – wir brauchen Sport, um abzunehmen. Tatsächlich spielt Ernährung eine wesentliche Rolle beim Abnehmen, aber optimale Resultate kann man nur mit einer Kombination von richtiger Ernährung mit Sport erwarten. Paleo Diät ist eine sehr gute Ernährung für die, welche Sport treiben möchten. Fleisch verleiht viel Eiweiß für den Aufbau von Muskeln, Obst und Gemüse sind reich an Vitaminen und Mineralien und unterstützen den Muskelaufbau. Gesunde Fette wie Kokosöl oder Fischöl verleihen lang andauernde Energie. Auch wenn man kein sportlicher Mensch ist, wird man mit der Zeit etwas Sport treiben wollen. Paleo Ernährung verleiht so viel Energie, dass man sie irgendwie loswerden muss.

Keine Sorge, Du musst nicht zum Bodybuilder oder Marathonläufer werden. Finde eine Sportart, die Dir

Spaß macht und dich ermutigt, in die Natur zu gehen: Joggen, Seilspringen, Fahrradfahren, Tennis.

Sport macht glücklich

Für Millionen von Jahren war Essen mit Erwerb verbunden. Man isst, weil man es sich durch harte Arbeit verdient hat. Dieses Belohnungssystem ist bei uns allmählich verblasst und wir suchen nach anderen Belohnungsprozessen: Rauschmittel, Videospiele etc. Wenn auch diese verbraucht sind, werden wir unglücklich und finden keinen Sinn am Leben. Der Spruch „Glück steckt in den kleinen Dingen" ist für gut ernährte Menschen aus entwickelten Ländern umso aktueller. Mache aus Essen eine Belohnung, sei es nach einem Spaziergang, nach einem Training, nach einer harten Arbeit, und du merkst, wie dankbar und glücklich Dich eine normale Portion Essen macht. Zurück in die Natur

Der Urmensch in uns

Die Menschheit hat sich als Resultat ihrer Umwelt zu dem entwickelt, was es heute ist. Für Millionen von Jahren bestand diese Umgebung aus der Natur. Wälder, Steppen, Savannen und Urwälder – dies war unser zu Hause. Die angeborene Verbindung, die wir zur Natur pflegen, kann man innerhalb von weniger als 100 Jahren nicht verlernen. Unzählige Beobachtungen weisen nach, wie Kleinkinder, die seit ihrer Geburt wegen überbesorgten Eltern nur im Haus verbracht haben, reagieren auf erstaunliche Weise, wenn sie zum ersten Mal in die Natur gehen. Sie pressen ihr Gesicht in den Rasen, schnüffeln an allen Blumen, beobachten vertieft das Lichtspiel in einem Bach. Kinder können Stunden in einem Wald verbringen, ohne sich zu langweilen. Diese Verbingung sollten wir in allen unseren Lebensabschnitten pflegen.

Natur und Glückseligkeit

Studien haben wiederholt bewiesen, dass Zeit in der Natur positive Effekte auf Körper und Psyche haben. Frische Luft hilft bei der Entgiftung des Körpers. Ein Spaziergang im Wald oder im Park ist beruhigend und bringt mentale Klarheit. Eine gesunde Psyche hat positive Auswirkungen auf unseren Stoffwechsel. Depressive Menschen entwickeln Bauchfett viel schneller, als gesunde Menschen, weil bestimmte Hormone in dieser psychischen Erkrankung zu Gewichtszunahme führen. Außerdem sind Stress, Angstzustände und schlechter Schlaf mit Essstörungen, schlechter Absorption und mehr Appetit für ungesundes Essen eng verbunden.

Die Freuden des Lebens sind meistens nur Kleinigkeiten: ein Spaziergang, ein ehrliches Lächeln, der Anblick eines blühenden Baums. Sogar haushälterische Aktivitäten wie Unkrautjäten, einen selbst gemachten Gartentisch bauen oder Gemüse anpflanzen können gute Übungen für Körper und Verstand sein.

Weitere Alltagstipps

Oft wollen wir einfach nur schnell abnehmen, indem wir einiges am Speiseplan ändern. Um die Effekte der Paleo Diät wirklich auszuleben, müssen wir auch das ganze Drumherum betrachten. Hier sind die wichtigsten Ideen, die Deine Paleo Diät wesentlich erleichtern.

Schlafe ausreichend

Man kann die Macht des Schlafens erst dann wirklich

schätzen, wenn man in einer bestimmten Zeitspanne nicht genug Schlaf bekommt. Schlafen ist nicht nur gut für Abwehrkräfte und Gehirn, sondern hilft beim Abnehmen. Während des Schlafes sind alle Glucosereserven verbraucht und der Stoffwechsel erzeugt Ketonkörper, welche aus Körperfett entstehen. Da steckt am Spruch „Im Schlaf Fett verbrennen" schon eine Menge Wahrheit.

Trinke weniger Kaffee

Für eine Paleo Diät mit maximalen Ergebnissen ist es ratsam, Kaffee mit Vorsicht zu genießen. Kaffee sorgt für hohen Blutdruck und ungesunden Schlaf. Beide sind Ursachen für unregelmäßige Mahlzeiten, was generell schlecht für die Figur ist. Wenn Du auf Kaffee nicht gänzlich nicht verzichten kannst, so reduziere den Konsum auf 1 Tasse pro Tag.

Planen ist das A und O

Planen ist nebst den Nahrungsmitteln an sich der wichtigste Faktor einer erfolgreichen Diät. Wenn Du Deine Mahlzeiten sowie Deine Besuche beim Supermarkt sorgfältig einplanst und Dich daran auch hältst, wirst Du garantiert keine Heißhungerattacken erleiden oder ans Telefon greifen müssen, um eine Pizza zu bestellen.

- Wachteleier Mit Gurken Und Tomatensalat

serviert: 1

Zutaten:

6 Wachteleier, 20 bis 25 Minuten hart gekocht, 5 Minuten in einem Eisbad abkühlen lassen, geschält, gut entwässert, gekühlt (Sie können 1 hartgekochtes Hühnerei ersetzen, groß, geschält und gewürfelt).

2 Tomaten, groß, gewaschen, pat-getrocknet, gewürfelt oder in etwa die Größe der Wachteleier in Scheiben geschnitten, gekühlt

1 Gurke, groß, gewaschen, pat-getrocknet, halbiert, Samen entfernt, nicht schälen, gewürfelt oder etwa so groß wie die Wachteleier geschnitten, gekühlt

Salz & Pfeffer, nach Geschmack

1 TL Apfelessig, zum Nieselregen

Wegbeschreibungen:

1. Alles in eine große Schüssel geben und gut kombinieren. mit Salz und Pfeffer würzen.

2. Mit Apfelessig kurz vor dem Servieren beträicht.

- Einfacher Obstsalat

serviert: 4

Zutaten:

1 Apfel oder Birne, geschält, entkernt, gekühlt, gewürfelt

1 Banane, geschält, gekühlt, gewürfelt

und halbe Tasse Heidelbeeren, Stiele entfernt, gewaschen, gut entwässert, gefroren

1 Mango, entsteint, geschält, gekühlt, gewürfelt

und ein Viertel Tasse Rosinen, eingeweicht in einem Viertel Tasse Apfelsauce, gekühlt, jede ungesüßte kommerzielle Marke tun

1 TL gehäufte Honig geröstete Walnüsse oder Nüsse Ihrer Wahl

Wegbeschreibungen:

1. Kombinieren Sie alle Zutaten in einer Schüssel. lassen Sie diese im Kühlschrank für etwa 1 Stunde vor dem Servieren sitzen.

2. den Salat in 4 teilen und in separaten Behältern aufbewahren. oder besser noch, Sie können den Rest mit Ihrer Familie oder Freunden teilen.

- Gefrorener Kokosjoghurt Mit Bananencashew-Toppings

dient: 2

Zutaten:

1 Dose, 14 Unzen Kokosmilch, gekühlt

2 EL Zitronen- oder Limettensaft

und eine Vierteltasse ungesüßte Apfelsauce, gekühlt

1 reife oder überreife Banane, geschält, gewürfelt

1 EL Honig gerösteter Cashew, natriumarm

Wegbeschreibungen:

1. in einer Rührschüssel die Kokosmilch und den Zitronensaft eingießen. gut bestreuen, bis sich die Mischung leicht verdickt.

2. falten Sie in der Apfelsauce. in einen Tiefkühlbehälter geben und im Tiefkühlschrank 30 Minuten aufbewahren. Nehmen Sie den Behälter nach dieser Zeit heraus, und mischen Sie seinen Inhalt mit dem Löffel, um sicherzustellen, dass die Apfelsauce und die Kokosmilch nicht trennen. für eine weitere Stunde in den Gefrierschrank zurückkehren.

3. den "Joghurt" vor dem Servieren leicht auftauen lassen. Teilen Sie diese in 2 gleiche Portionen und oben mit gleichen Portionen von Banane und Cashew. sofort servieren.

- Alle Im Topf Muscheleintopf

dient: 2

Zutaten:

halb Pfund Littleneck Muscheln, geschrubbt sauber, in hoch gesalzenem Wasser für etwa 20 Minuten eingeweicht, um den Schmutz im Inneren zu entfernen, gut entwässert, bevor mit

und halb Pfund Grünlippenmuscheln, sauber geschrubbt, 20 Minuten in reines Wasser eingeweicht, vor der Verwendung gut entwässert

und halb Pfund gefrorene geschälte Garnelen

2 Tassen verdünnter Gemüse- oder Garnelenbrühe

1 Lauch, Wurzel und gelbe Blätter entfernt, gehackt

Fischsauce nach Geschmack

Pfeffer nach Geschmack

Handvoll frische Petersilie, Wurzeln und holzige Stiele entfernt, grob gehackt

Wegbeschreibungen:

1. außer der Fischsauce und Pfeffer, legen Sie alles in einen großen holländischen Ofen, und legen Sie den Deckel auf. setzen Sie dies über hohe Flamme. sobald der Bestand zu kochen beginnt, überprüfen Sie, ob sich die meisten Muscheln und Muscheln geöffnet haben. sofort von der Flamme entfernen. Je länger Sie diese

kochen, desto kleiner wird das Fleisch aus den Muscheln und Muscheln. dies würde auch die Garnelen gummiartig machen.

2. Mit Fischsauce und Pfeffer kurz vor dem Servieren würzen.

3. den Eintopf in einzelne Schüsseln geben. großzügig mit frischer Petersilie garnieren. servieren, während heiß.

Himbeer-Kokos-Smoothie

Zutaten

- 1 Banane
- 1 / 2cup gewürfelte Ananas
- 1 Tasse Kokosmilch
- 1 EL Kokosöl
- 1 EL Leinsamen
- 2 Tassen gefrorene Himbeeren

Anleitung

1.Setzen Sie alle Zutaten in einen Mixer und mixen Sie, bis die Konsistenz glatt und cremig ist. Sofort servieren.

Zubereitungszeit: 5 Minuten

Zucchinipuffer

Zutaten
2 Zucchini (gerieben)
1 TL Meersalz
2 EL Kokosmehl
4 Schalotten
1 Ei
1 TL Cayennepfeffer
1 TL schwarzer Pfeffer
2 EL Kokosöl

Anleitung
1.In einer mittelgroßen Rührschüssel die zerkleinerten Zucchini und Meersalz umrühren. 5 Minuten beiseite stellen.
2.Nach 5 Minuten das Kokosmehl, Ei, Schalotten, Cayenne und Pfeffer in die Schüssel hinzugeben und vermengen.
3.Fügen Sie das Kokosöl zu einer mittleren Pfanne über mittlerer Hitze hinzu.
4.Sobald das Kokosöl geschmolzen ist, bilden Sie sechs Krapfen und legen Sie sie in die Pfanne. Auf beiden Seiten goldbraun braten und dann beiseite legen.
6.Sofort servieren. Mit zusätzlichen Schalotten garnieren.

Zubereitungszeit: 20 Minuten

Paleo Porridge

Zutaten
1 ½ Tassen Pürierter Kürbis
2 EL Kokoscreme
2 EL Kokosflocken
1 Banane (gestampft)
2 EL gemahlene Flachssamen
3 EL Sonnenblumenkerne
1 TL Zimt
Prise Meersalz

Optionale Beläge
Gemahlene Mandeln (Walnüsse oder Pekannüsse)
Nussmus
Kakao Nibs
Trockenfrüchte (wie Rosinen oder Aprikosen)
Anleitung
1.Kombinieren Sie alle Zutaten in einer großen Schüssel. Mischen Sie gut von Hand (oder verwenden Sie einen Handmixer, um die Mischung wirklich cremig und leicht zu machen).
2.Legen Sie die Mischung in einen Topf und bei schwacher Hitze für fünfzehn Minuten rühren.
3.Fügen Sie Beläge nach Wunsch hinzu und servieren Sie.

Zubereitungszeit: 20 Minuten

Huhn Rucola-Salat Mit Speck Dressing

Zutaten

8 Scheiben Speck gehackt
450g Hühnerbrust in Würfel geschnitten
3 EL Rotweinessig
1 TL Honig
1 TL Senf
6 Tassen Rucola
500g Kirschtomaten
1/4 Tasse geröstete Sonnenblumenkerne

Anleitung

1.Kochen Sie den Speck in einer großen Pfanne bei mittlerer Hitze, bis er knusprig ist. Nehmen Sie den Speck aus der Pfanne und geben sie ihn in eine große Schüssel und geben Sie die Hühnerbrust in die Pfanne, bis das Huhn durch gekocht wird, und fügen Sie den Speck wieder hinzu. Hitze etwas herunterschalten.
2. Für das Dressing Essig, Honig und Senf in die Pfanne geben und etwas erhitzen und mit einem Löffel verrühren
3.Die restlichen Zutaten in die Schüssel mit Speck und Huh geben und das warme Dressing vor dem Servieren dazugießen.

Zubereitungszeit: 20 Minuten

Rindfleisch-Curry Masaman

Zutaten
250g Rindfleisch
1 EL Kokosöl
1/2 Zwiebel (fein gehackt)
3 EL Currypaste
1 Dose Kokosmilch
2 Tassen Spinat
2 EL Koriander (gehackt)
1 Blumenkohl
Salz (nach Geschmack)
Anleitung
1.Schneiden Sie den Blumenkohl in Röschen. Röschen in eine Schüssel legen und für 3-4 Minuten in die Mikrowelle stellen
2.In einer Pfanne Kokosöl auf mittlerer Stufe erhitzen. Rindfleisch dazugeben und braten. Aus der Pfanne nehmen und beiseite stellen.
3.Zwiebel in die Pfanne geben und glasig braten für etwa 5 bis 7 Minuten.
4.Currypaste in die Pfanne geben
5.Kokosmilch dazugeben. Rindfleisch zurück in die Pfanne stellen. Spinat hinzufügen.
6.Hitze reduzieren und 10-12 Minuten köcheln lassen
7.Fügen Sie frischen Koriander hinzu und mit Salz abschmecken.
8.Servieren und die Blumenkohlrößchen darübergießen.

Zubereitungszeit: 20 Minuten

Chorizo Burger

Zutaten
Für die Burger
450g Hackfleisch
450g Chorizo
Für den Belag
2 Avocados (gewürfelt)
1 Rote Zwiebel (gewürfelt)
2 Tomaten (Medium, gewürfelt)
Saft von 1 Limette
Meersalz (nach Geschmack)
Schwarzer Pfeffer (nach Geschmack)

Anleitung
1.Heizen Sie den Backofen auf 400 Grad vor.
2.Backpapier auf Backblech legen.
3.In einer mittelgroßen Schüssel das Hackfleisch und Chorizo mit den Händen gut vermengen und durchkneten.
4.Die Mischung 6 gleich große Pastätchen formen.
5.Legen Sie die Frikadellen auf das vorbereitete Backblech. Für 20 Minuten im Ofen backen lassen.
6.Während die Burger backen den Belag machen durch Mischung der Avocado, Zwiebel und Tomate in einer Schüssel.
7.Fügen Sie den Limettensaft hinzu.
8. Mit Meersalz und schwarzem Pfeffer abschmecken.
9.Burger aus dem Ofen nehmen und mit der Avocado Mischung belegen.

Zubereitungszeit: 35 Minuten

Leckeres Graubrot Aus Weizen- Und Roggenmehl

Zutaten:

600 Gramm Weizenmehl Typ 505

600 Gramm Roggenmehl Typ 1150

2 Teelöffel grobes Meersalz

1 Messerspitze Kümmel

1 Päckchen Trockenhefe

150 Gramm Sauerteig

1 Teelöffel Rübensirup

800 Milliliter lauwarmes Wasser

Zubereitung:

1. Zuerst das lauwarme Wasser mit den anderen Zutaten vermischen und mit einem Handmixer zu einem glatten Teig kneten. Danach eine Stunde an einem warmen Ort gehen lassen.
2. Nun etwas Mehl auf die Arbeitsfläche geben und den Teig nochmals, am besten mit bemehlten Händen kräftig durchkneten. Mit dem Teig einen großen Laib, auf Wunsch auch zwei kleine, formen. Nochmals für knapp 40 Minuten gehen lassen, bis der Teig deutlich aufgegangen ist.

3. Den Backofen auf 220 Grad, Umluft auf 200 Grad vorheizen.

4. Das Brot nun für etwa 40–45 Minuten backen lassen. Am Ende der Backzeit einfach auf das Brot klopfen. Sollte es sich hohl anhören, ist es fertig. Das Brot herausnehmen und gut abkühlen lassen.

Rührei Mit Schnittlauch

Zutaten für 1 Portion

2 mittelgroße Eier

30 ml Vollmilch 3,5 % Fett

1 mittelgroße Frühlingszwiebel

2 Esslöffel Schnittlauch gehackt

1 Teelöffel Rapsöl

Zubereitung

1. Die Frühlingszwiebel in feine Ringe hacken, mit den Eiern und der Milch vermischen und würzen.

2. Das Rapsöl in der Pfanne erhitzen und den Eier-Mix dazugeben, danach stocken lassen, den Schnittlauch hinzufügen. Das Rührei servieren.

Omelette Mit Radieschen

Zutaten für 2 Portionen

4 Eier

50 ml kohlensäurehaltiges Mineralwasser

1 TL Rapsöl

1 Bund Radieschen

1 Kresse

2 TL Sesamöl, Asiaregal

1 TL helle Sojasauce

Salz und Pfeffer

Zubereitung

1. Die Eier mit dem Mineralwasser, dem Salz und dem Pfeffer vermischen. Öl in einer Pfanne aufheizen, die Eiermischung dazu gießen und abgedeckt bei mittlerer Hitze für fünf Minuten vollständig stocken lassen.

2. Inzwischen die Radieschen putzen, waschen und in feine Scheiben schneiden. Die Kresse abschneiden, mit den Scheiben der Radieschen und dem Sesamöl vermischen. Topping mit der Sojasauce nach Geschmack würzen.

3. Omelette in zwei Hälften teilen, jede der Hälften auf einen Teller legen und die Mischung aus den

Radieschen und der Kresse darauf verteilen. Omelette sofort servieren.

Frittata Mit Rucola Und Kirschtomaten

Zutaten für 2 Portionen

140 g mehligkochende Kartoffeln

140 g Kirschtomaten

2 Knoblauchzehen

2 Handvoll Rucola

4 Eier

2 EL Olivenöl

Salz und Pfeffer

Zubereitung

1. Die Kartoffeln säubern und abbürsten. Die Kirschtomaten waschen und in Viertel teilen. Den Knoblauch von der Schale befreien. Die Kartoffeln in einem Topf mit kochendem Wasser und Deckel bei mittlerer Hitze in etwa 20 Minuten garen. Die Kartoffeln auskühlen lassen, von der Schale befreien und in kleine Stücke schneiden.

2. Den Rucola säubern, waschen und trocknen. Die Eier in einer Schüssel vermischen. Das Öl in einer Pfanne erhitzen, den Knoblauch pressen und für eine Minute dünsten. Danach die Kartoffelstücke, die Viertel der Tomaten und die Hälfte des Rucola hinzufügen und alles für ein bis zwei Minuten braten.

3. Die vermischten Eier über die Mischung aus Kartoffeln und Gemüse geben und alles mit Salz und Pfeffer nach Geschmack würzen. Danach zugedeckt bei mittlerer Hitze für etwa fünf Minuten garen. Die Frittata in vier Teile schneiden, aus der Pfanne nehmen und auf Tellern anrichten. Den übrigen Rucola darüber streuen.

Frühlingsomelette Mit Grünem Spargel

Zutaten für 2 Portionen

0,5 Zwiebel

2 Knoblauchzehen

3 EL Olivenöl

0,5 Bünde grüner Spargel

1 EL Aceto balsamico

1 Dose gekühlte Kokosmilch, 60–70 % Kokosnussanteil;

Pfeffer und Salz

3 Frühlingszwiebeln

3 Eier

50 ml Milch

Butter zum Braten

weißer Rettich, in Scheiben

Petersilienblätter

Zubereitung

1. Die Zwiebel von der Schale befreien und in Streifen schneiden. Den Knoblauch ebenfalls von der Schale befreien und grob zerkleinern. Einen Esslöffel Olivenöl in einem Topf auf Temperatur bringen, beides darin ein bis zwei Minuten dünsten. Den Essig und den festen Teil der Kokosmilch hinein rühren. Dann offen für 15 – 20 Minuten köcheln lassen, solange bis die Sauce eingedickt ist. Die Zwiebelcreme nach Geschmack mit Salz und Pfeffer würzen, grob pürieren und beiseitestellen.

2. Währenddessen den Backofen auf eine Temperatur von 180° aufheizen. Die Frühlingszwiebeln säubern und waschen. Den grünen Teil wegschneiden, den weißen Teil in der Längsrichtung halbieren. Den Spargel säubern und die Enden wegschneiden, die Spargelstangen im unteren Drittel abschälen. Mit den Frühlingszwiebeln auf ein Backblech geben und mit zwei Esslöffeln Olivenöl beträufeln. Im Backofen in etwa 20 Minuten weich garen.

3. Eier und Milch in einer Schüssel vermischen und etwas salzen. In einer kleineren Pfanne Butter schmelzen, die Eiermischung bei mittlerer Hitze anbraten, bis die Oberseite eingedickt und die Unterseite leicht braun sind. Das Omelett wenden und die zweite Seite braun werden lassen. Das Omelett halbieren und die Hälften auf Tellern anrichten.

4. Zwiebelcreme auf den Omelettehälften verstreichen und das Gemüse darauf gebe. Nach Geschmack mit Petersilienblätter und Rettichscheiben garnieren.

Bunter Eintopf Mit Hühnchen

Zutaten für 4 Portionen

1 Teelöffel Kreuzkümmel

1 Teelöffel Ingwer

1 Teelöffel Koriander

3 Teelöffel Chilipulver

15 Safranfäden

2 Teelöffel Rapsöl

2 Zehen Knoblauch

1 Teelöffel Meersalz

1 kg Hähnchenbrust

4 mittelgroße Zwiebeln

500 g Karotten

750 ml Geflügelbrühe

2 mittelgroße Zitronen

10 mittelgroße grüne Oliven

1/2 Bund Koriander

1/2 Bund Petersilie

Zubereitung

1. Den Kreuzkümmel und den Ingwer, den Koriander, das Chilipulver, den Safran und etwa die Hälfte des Öls in eine Schüssel geben und eine Marinade anmischen, den Knoblauch dazu pressen, danach nach Geschmack salzen. Die Hühnerbrust klein aufteilen und für etwa eine halbe Stunde in der Marinade ziehen lassen.

2. Das restliche Öl bei mittlerer Temperatur in einer Edelstahlpfanne heiß machen. Die Zwiebeln hinzufügen und etwa fünf bis sieben Minuten glasig dünsten, dann wieder herausnehmen und beiseitestellen.

3. Das Fleisch etwa fünf bis sieben Minuten anbraten und die Karotten mit den Zwiebeln hinzufügen. Dann mit der Hühnerbrühe wieder ablöschen und aufkochen lassen.

4.In weiterer Folge 20 bis 30 Minuten köcheln lassen. Eine Zitrone pressen, die andere Zitrone in Scheiben schneiden, gemeinsam mit den Oliven unterrühren und eine Viertelstunde köcheln lassen, bis die Soße eindickt.

5. Den Koriander und die Petersilie fein hacken, darüber streuen und servieren.

Zimtwürziges Gemüse Mit Raclette Und Walnüssen

Zutaten für 4 Portionen

2 größere Köpfe Radicchio, à ca. 200 g

2 kleine Stangen Staudensellerie

1 feste Birne

Salz und frisch gemahlener Pfeffer

Zimtpulver

3 EL Walnusskerne

1 Spritzer trockener Weißwein, ersatzweise Wasser

4 Scheiben Raclette-Käse, à 50–60 g

Öl, für die Form

Zubereitung

1. Den Backofen auf eine Temperatur von 200° C aufheizen. Eine Quicheform mit etwas Öl auspinseln. Die äußeren Blätter des Radicchio entfernen. Den Radicchio in zwei Teile zerschneiden und in zwei bis drei Zentimeter breite Spalten teilen. Bei diesen den Strunk so weit entfernen, dass die Blätter noch etwas zusammenhängen. Die Spalten in die Form schlichten.

2. Die Selleriestangen säubern, waschen und in kleine Würfel teilen. Die Birne in Viertel teilen, die Schale entfernen und die Kerngehäuse entnehmen. Danach die Birnenviertel in Würfel teilen.

3. Die Stückchen des Sellerie und Birnenwürfel über die Spalten des Radicchio streuen. Das Gericht nach individuellem Geschmack mit Salz und Pfeffer würzen und mit etwas Zimtpulver bestreuen. Die Kerne der Walnüsse mit einem Messer in Stücke hacken.

4. Einen Schuss Weißwein zum Gemüse gießen und den Raclettekäse darauf geben. Alles im Ofen etwa 15 Minuten überbacken, dabei nach ungefähr zehn Minuten die Nüsse aufstreuen. Danach das Ofengemüse etwas ruhen lassen und mit schwarzem Pfeffer bestreut servieren.

Spinat-Tomaten-Frittata

Zutaten für 6 Portionen

12 Eier

500 g Kirschtomaten

200 g Spinat, tiefgefroren

2 Zwiebeln

200 g Ricotta

2 Handvoll Basilikum

2 EL Olivenöl

Salz und Pfeffer

Zubereitung

1. Den gefrorenen Spinat tauen und die Flüssigkeit abgießen.

2. Den Backofen auf eine Temperatur von 200 °C Umluft vorheizen. Die Auflaufform mit Butter einfetten.

3. Die Eier in eine Schüssel schlagen und mit einem Schneebesen vermischen. Mit etwas Salz und Pfeffer würzen. Das Basilikum abpflücken.

4. Die Zwiebeln von der Schale befreien, in der Mitte teilen und in feine Scheiben schneiden. Die Tomaten säubern und in zwei Hälften schneiden.

5. Eine Pfanne mit Öl auf Temperatur bringen und die Zwiebeln auf hoher Temperatur für vier Minuten

anbraten. Danach die Tomaten hinzuzufügen und eine Minute mit anschwitzen.

6. Die Hitze herunter drehen und den Spinat hinzufügen. Für drei Minuten dünsten. Anschließend das Basilikum mit in die Pfanne geben und mischen, bis er zusammenfällt.

7. Das Gemüse in die Auflaufform Füllen und den Ricotta darauf verteilen.

8. Die Eiermasse über das Gemüse verteilen und die Frittata etwa eine halbe Stunde im Ofen backen. Mit frischem Basilikum und Tomatenhälften anrichten.

Kürbis-Pilz-Curry

Zutaten für 2 Portionen

0,5 Hokkaidokürbis (400 g)

250 g kleine Champignons

1 Zwiebel

2 Zentimeter Ingwer

2 EL neutrales Öl

1 TL Currypaste, rot oder grün

200 ml Kokosmilch

50 ml Wasser

Salz

2 TL Limettensaft, ersatzweise Zitronensaft

0,25 Bünde

Koriander

Zubereitung

1. Den Kürbis säubern und die Kerne und das faserige Fruchtfleisch heraus schaben. Den Kürbis mit der Schale in etwa zwei Zentimeter große Stücke zerschneiden. Die Pilze säubern, mit sauberem Tuch reiben und abhängig von der Größe im Ganzen lassen oder in zwei Hälften teilen. Die Zwiebel und den Ingwer von der Schale befreien und in Würfel zerschneiden.

2. Das Öl in einem Topf auf Temperatur bringen und die Pilze bei mittlerer Hitze anbraten. Die Stücke des Kürbisses hinzufügen und kurz mit braten. Die Zwiebel und den Ingwer dazugeben.

3. Die Currypaste unter das Gemüse verrühren und kurz mit braten. Die Kokosmilch und etwa 60 ml Wasser angießen. Das Gericht mit Salz und dem Saft der Limette würzen und abgedeckt bei geringer Hitze etwa eine Viertelstunde lang garen.

4. Währenddessen den Koriander säubern und trocknen, die Blätter entfernen und zerhacken. Das Curry mit Salz würzen und mit dem Koriander bestreuen.

Thunfischsalat Mit Griechischem Käse

Zutaten für 2 Portionen
2 Handvoll Salat

100 g Kirschtomaten

Pfeffer

8 mittelgroße Olive

100 g Feta

1 Dose Thunfisch

1,5 Esslöffel Balsamico

2 Esslöffel Öl

Salz

Zubereitung Thunfischsalat mit griechischem Käse vom Schaf

1. Für den Thunfischsalat den Salat säubern und trockenschleudern.
2. Die Tomaten waschen und halbieren, vierteln oder ganz lassen.
3. Die Zwiebel in Ringe, die Oliven schneiden.

4. Den Feta in Würfel zerteilen, alles gemeinsam mit dem Thunfisch und dem Salat vermengen.
5. Aus den übrigen Zutaten das Dressing herstellen und über den Thunfischsalat gießen.

Bratknödel Mit Spinatgemüse

Zutaten für 2 Portionen

1 Päckchen vegane Kartoffelknödel

500 g TK-Blattspinat, aufgetaut

4 EL Olivenöl

1 Zwiebel, gehackt

1 Knoblauchzehe, gepresst

200 g Champignons, in dicke Scheiben geschnitten

200 g Kirschtomaten, geviertelt

200 ml Pflanzensahne

1 Prise getrockneter Chili

1 TL Gemüsebrühpulver

Salz und Pfeffer

Zubereitung

1. Die Knödel gemäß den Anweisungen auf der Verpackung zubereiten und danach abkühlen lassen. Danach in Scheiben zerteilen und in einer Pfanne in Öl beidseitig braten. In einer Form im Ofen warmhalten.
2. In einer Pfanne die Zwiebel in ausreichend Olivenöl andünsten. Die Champignons hinzufügen und eine Minute braten. Den Spinat und eine Knoblauchzehe hinzufügen und weitere fünf Minuten lang

andünsten. Die Pflanzensahne hinein rühren und bei kleiner Hitze für fünf Minuten köcheln lassen. Die Gemüsebrühe und das Chili hinein rühren. Mit etwas Pfeffer und Salz würzen. Abschließend die Tomaten darunterheben und gemeinsam mit den Knödelscheiben servieren.

Kürbis-Curry

Zutaten für 3 Portionen
750 g Kürbis, z. B. Muskat, Hokkaido, Blue Hubbard

5 Tomaten

2 Schalotten

1 fingerdickes, 1 Zentimeter langes Stück Ingwer

2 frische Chilischoten

2 Knoblauchzehen

0,5 Bünde frischer Koriander, fein geschnitten

100 ml Wasser

4 EL Ghee

1 TL Kreuzkümmel, gemahlen

1 TL Kurkuma

1 EL Currypulver

1 Msp. Hing

Steinsalz und Pfeffer

Zubereitung

1. Den Kürbis (keinen Hokkaido) von der Schale befreien, die Kerne entfernen und in Würfel schneiden.
2. Bei den Tomaten den Strunk herausschneiden, kurz in kochendes Wasser tauchen, mit kaltem Wasser abschrecken, die Haut entfernen, in Viertel schneiden, die Kerne entfernen und in Würfel zerschneiden.
3. Die Schalotten von der Schale befreien und in feine Würfel zerschneiden.
4. Die Chilischoten in Hälften schneiden, von den Kernen befreien und in Streifen zerschneiden.
5. Den Ingwer von der Schale befreien und fein zerreiben. Die Knoblauchzehen von der Schale befreien und in feine Würfel zerschneiden.

6. In einem Topf mit Ghee die Schalotten, den Knoblauch, die Chilischoten und den Ingwer glasig anschwitzen.
7. Den Kreuzkümmel, das Kurkuma, den Curry und Hing hinzufügen und kurz mit rösten.
8. Den Kürbis hinzufügen und unter Rühren einige Minuten lang andünsten. Mit dem Wasser ablöschen und bei kleiner Hitze etwa fünf Minuten köcheln lassen.
9. Die Tomatenwürfel dazugeben und köcheln lassen, bis der Kürbis weich ist. Mit Steinsalz und Pfeffer nach individuellem Geschmack abschmecken.

Kürbisspalten Mit Tomaten-Curry-Dip

Zutaten für 2 Portionen
Für die Kürbisspalten:
0,5 Hokkaido-Kürbis

100 ml Pflanzenöl

0,5 TL Paprika

0,5 TL Paniermehl

0,5 TL Sojasoße

Salz und Pfeffer

Für den Dip:
100 g

Tomatenmark

0,5 Limette, Saft davon

1 EL Agavendicksaft

1 TL Currypulver

2 EL Olivenöl

Salz und Pfeffer

Zubereitung

1. Den Ofen vorheizen auf 200° C Umluft. In der Zeit den Kürbis waschen, halbieren, Stiel und Kerne entfernen und in Spalten schneiden.

2. Alle Zutaten für die Marinade miteinander vermengen. Die Kürbisspalten in diesem Gemisch wälzen und anschließend auf ein Backblech legen und 10 Minuten im Ofen backen.

3. Während die Kürbisspalten im Ofen sind alle Zutaten für den Tomaten-Curry-Dip in einer kleinen Schale zusammengeben und gut miteinander mischen.

4. Kürbisspalten mit Dip zusammen servieren.

Zitronenbecherkuchen

Zutaten:
1/2 Tasse Mandelmehl
1 Teelöffel Zitronenschale
½ Teelöffel Backpulver
Eine Prise Salz
¼ Tasse Zitronensaft
1 Esslöffel Mandelbutter, geschmolzen
1 Ei, leicht geschlagen

Anleitung:
Rühren Sie alle Zutaten in einer mittelgroßen Schüssel
zusammen, bis sie gut vermischt sind.
Leeren Sie es in eine mikrowellensichere Tasse.
Backen Sie es für 2 Minuten in der Mikrowelle.
Servieren Sie es gleich.

Pfirsich Pfannkuchen

Zutaten:
3 frische Eier
¼ Tassen Kokosnussmilch
2 frische Pfirsiche
1 ½ Tasse Kokosnussöl
1 ½ Esslöffel Kokosnussmehl
1/2 Esslöffel Zitronensaft
Eine Prise Salz
1 Esslöffel Zimtpulver
1 Esslöffel Honig
Anleitung:
Heizen Sie den Ofen auf 200 C vor.
Schneiden Sie den Pfirsich, dann braten Sie ihn in
einem Kochtopf an, bis er weich ist.
Fügen Sie Zimt, Zitronensaft, Meersalz und Honig zu
den Pfirsichen und mischen Sie so lange bis
alle Pfirsiche ummantelt sind.
Schlagen Sie die Eier in eine Schüssel.
Fügen Sie die Kokosmilch und das Kokosmehl hinzu, bis
es gut vermischt ist.
Geben Sie den Teig über die gekochten Äpfel in den
Kochtopf.
Nehmen Sie den Kochtopf und stellen ihn in den Ofen.
Backen Sie bei 200 C für 40 Minuten oder bis die
Pfannkuchen goldbraun sind.

Zimt Pfannkuchen

Zutaten:
Brombeersoße
¼ Tassen Brombeeren
1 Teelöffel Honig
Pfannkuchen:
1 Tasse Kokosnussmehl
Eine Prise Meersalz
3 Eier
½ Teelöffel Vanilleextrakt
¼ Esslöffel Kokosnussmilch
1 Teelöffel Honig
1 Teelöffel Kokosöl, für die Pfanne
Anleitung:
Pürieren Sie die Brombeeren mit einem Mixer bis sie
komplett weich sind.
Fügen Sie Honig zu dem Brombeerpüree hinzu, dann
rühren Sie es um.
Verquirlen Sie das Kokosmehl zusammen mit Eiern,
Vanille, Kokosmilch und Honig bis alles vermischt ist
und keine Klumpen mehr da sind.
Heizen Sie einen Teelöffel voll Kokosöl in einer großen
Pfanne bei mittlerer Hitze.
Geben Sie den Teig in die Pfanne und machen Sie etwa
3cm große Pfannkuchen.
Kochen Sie die Pfannkuchen für 2-3 Minuten, dann
drehen Sie sie auf die andere Seite.
Wiederholen Sie das mit dem übrigen Teig.

Frühstücksmuffins

Zutaten:
Chai Gewürzmischung Zutaten:
1 Teelöffel gemahlener Zimt
1 Teelöffel gemahlener Ingwer
1 Teelöffel gemahlene Gewürznelken
1 ½ Teelöffel gemahlener Kardamom
¼ Teelöffel gemahlene Muskatnuss

Muffinzutaten:
½ Tasse Kokosnussmehl, gesiebt
¼ Teelöffel Natron
5 Freilandeier
½ Tasse Kokosnussöl (geschmolzen)
½ Tasse Honig
1 Teelöffel Vanilleextrakt

Anleitung:
Ofen auf 200 Grad C vorheizen.
Gewürzzutaten in einer kleinen Schüssel vermengen.
Kokosmehl und Backpulver vermischen.
Eier und Kokosöl zusammenfügen und kräftig
durchrühren.
Honig und Vanilleextrakt gut vermischen.
Alle Zutaten zusammenfügen und langsam vermischen
bis keine Klumpen mehr da sind.
Mischen in Muffinform gießen.
20-25 Minuten backen.

Butternuss-Mangold-Suppe

Vorbereitungszeit: 10 Minuten
Garzeit: 20 Minuten
Portionen: 6

Zutaten:
- 1 Esslöffel Olivenöl

- 1 gelbe Zwiebel, gehackt

- 3 große Karotten, gehackt

- 3 gehackte Selleriestangen

- 4 Thymianzweige

- 8 Tassen Hühnerbrühe

- eine Prise Salz und Pfeffer

- 1 Teelöffel Rosmarin, gehackt

- 4 Tassen Schweizer Mangoldblätter, gehackt

- 2 Tassen Butternusskürbis, geschält und gewürfelt

- 4 gehackte Knoblauchzehen

- 1 Tasse Kokoscreme

Richtungen:
1. Stellen Sie Ihren Instant-Topf auf den Bratmodus, fügen Sie das Öl hinzu, erhitzen Sie es, fügen Sie

Karotten, Zwiebeln und Sellerie hinzu, rühren Sie um und braten Sie es einige Minuten lang an.

2. Thymianquelle, Hühnerbrühe, Salz, Pfeffer, Butternusskürbis, Knoblauch und Rosmarin hinzufügen, umrühren, abdecken und 18 Minuten auf hoher Stufe kochen lassen.

3. Thymian wegwerfen, Mangold und Kokoscreme hinzufügen , umrühren, noch ein paar Minuten anbraten, in Schüsseln füllen und servieren.

genießen!

Karotten-Frühstücksgericht

Vorbereitungszeit: 10 Minuten
Garzeit: 6 Minuten
Portionen: 3

Zutaten:
- 2 Tassen Kokosmilch

- 3 Esslöffel Flachsmehl

- 1 Tasse Karotten, gehackt

- 2 Esslöffel Agavennektar

- 1 Teelöffel Kardamom, gemahlen

- eine Prise Safran

- einige gehackte Pistazien zum Servieren

Richtungen:
1. Geben Sie Kokosmilch in Ihren Instant-Topf, fügen Sie Flachsmehl, Karotten, Agavennektar, Safran und Kardamom hinzu, rühren Sie ihn um, decken Sie ihn ab und kochen Sie ihn 6 Minuten lang auf hoher Stufe.
2. In Schalen teilen und zum Frühstück mit gehackten Pistazien servieren.

genießen!

Ernährung: Kalorien 160, Fett 2, Ballaststoffe 2, Kohlenhydrate 4, Protein 5

Einfaches Kirschfrühstück

Vorbereitungszeit: 10 Minuten
Garzeit: 20 Minuten
Portionen: 4
Zutaten:
- 2 Tassen Mandelmilch

- 2 Tassen Wasser

- 2 Esslöffel Flachsmehl

- 2 Esslöffel Kakaopulver

- ⅓ Tasse Kirschen, entkernt

- 3 Esslöffel Honig

- ½ Teelöffel Mandelextrakt

für die Soße:

- 2 Esslöffel Wasser

- 1 ½ Tassen Kirschen, entkernt und gehackt

- ¼ Teelöffel Mandelextrakt

Richtungen:

1. Mandelmilch, 2 Tassen Wasser, Flachsmehl, Kakaopulver, ⅓ Tasse Kirschen, Honig und ½ Teelöffel Mandelextrakt dazugeben, umrühren, abdecken und 10 Minuten auf hoher Stufe kochen lassen.

2. In einer kleinen Pfanne 2 Esslöffel Wasser mit 1 ½ Tassen Kirschen und ¼ Teelöffel Mandelextrakt

mischen, gut umrühren, bei mittlerer Hitze zum Kochen bringen und 10 Minuten kochen, bis es dick wird.

3. Kirschenmischung in Schalen teilen, mit der soeben zubereiteten Sauce belegen und zum Frühstück servieren.

genießen!

Ernährung: Kalorien 143, Fett 1, Ballaststoffe 2, Kohlenhydrate 5, Protein 4

Frühstücksbälle

Vorbereitungszeit: 10 Minuten
Garzeit: 12 Minuten
Portionen: 8
Zutaten:
- 2 Eier
- 1 Teelöffel Backpulver
- 1 Pfund Wurst, Hüllen entfernt und gehackt
- ¼ Tasse Mandelmehl
- 1 Tasse Wasser
- schwarzer Pfeffer nach Geschmack
- 1 Teelöffel geräucherter Paprika

Richtungen:
1. Mischen Sie in Ihrer Küchenmaschine Wurst mit Eiern, Backpulver, Mehl, Pfeffer und Paprika, pulsieren Sie gut und formen Sie mittlere Kugeln aus dieser Mischung.
2. Geben Sie das Wasser in Ihren Instant-Topf, fügen Sie den Dampfkorb hinzu, legen Sie die Fleischbällchen hinein, decken Sie sie ab und kochen Sie sie 12 Minuten lang auf hoher Stufe.
3. auf Teller verteilen und zum Frühstück servieren.

genießen!

Ernährung: Kalorien 150, Fett 3, Ballaststoffe 3, Kohlenhydrate 6, Protein 5

Frühstücksapfelaufstrich

Vorbereitungszeit: 10 Minuten
Garzeit: 4 Minuten
Portionen: 10
Zutaten:
- Saft aus 1 Zitrone

- 1 Teelöffel Piment

- 1 Teelöffel Nelke, gemahlen

- 3 Pfund Äpfel, geschält, entkernt und gehackt

- 1 Esslöffel Zimt, gemahlen

- 1 und ½ Tassen Wasser

- ¼ Teelöffel Muskatnuss, gemahlen

- 1 Tasse Ahornsirup

Richtungen:
1. Mischen Sie in Ihrem Slow Cooker Äpfel mit Wasser, Zitronensaft, Piment, Nelke, Zimt, Ahornsirup und Muskatnuss.
2. rühren, abdecken und 4 Minuten auf hoher Stufe kochen
3. Mit einem Stabmixer mischen, in kleine Gläser füllen und zum Frühstück servieren!

genießen!

Ernährung: Kalorien 180, Fett 3, Ballaststoffe 1, Kohlenhydrate 4, Protein 3

Wunderbares Frühstück Omelett

Vorbereitungszeit: 10 Minuten
Garzeit: 30 Minuten
Portionen: 6

Zutaten:
• 1 und ½ Tassen Wasser

• 4 gehackte Frühlingszwiebeln

• 6 Unzen Speck, gehackt

• ½ Tasse rote, grüne und orange Paprika, gehackt

• eine Prise schwarzer Pfeffer

• 6 Eier
• ½ Tasse Kokosmilch

• Olivenölspray

Richtungen:
1. In einer Schüssel die Eier mit einer Prise schwarzem Pfeffer und Kokosmilch mischen und gut verquirlen.
2. gemischte Paprika, Speck und Frühlingszwiebeln hinzufügen und erneut verquirlen.
3. Eine runde Schüssel mit Olivenölspray einsprühen, Eier mischen und verteilen.
4. Geben Sie das Wasser in Ihren Instant-Topf, geben Sie den Dampfkorb und die Auflaufform hinein,

decken Sie ihn ab und kochen Sie ihn 30 Minuten lang auf hoher Stufe.

5. Lassen Sie Ihr Omelett etwas abkühlen, schneiden Sie es in Scheiben, teilen Sie es auf Teller und servieren Sie es.

genießen!

Ernährung: Kalorien 182, Fett 2, Ballaststoffe 2, Kohlenhydrate 6, Protein 12

Kürbis-Apfel-Butter

Vorbereitungszeit: 10 Minuten
Garzeit: 10 Minuten
Portionen: 8

Zutaten:
- 3 Äpfel, geschält, entkernt und gehackt

- 30 Unzen Kürbispüree

- 1 Esslöffel Kürbiskuchengewürz

- 1 Tasse Honig

- 12 Unzen Apfelwein

Richtungen:
2. Geben Sie Kürbispüree in Ihren Instant-Topf.
3. Äpfel, Kürbiskuchengewürz, Apfelwein und Honig hinzufügen, gut umrühren, abdecken und 10 Minuten auf hoher Stufe kochen lassen.
4. In Gläser teilen, verschließen und zum Frühstück servieren, wann immer Sie wollen.

genießen!

Ernährung: Kalorien 100, Fett 3, Ballaststoffe 1, Kohlenhydrate 4, Protein 6

Leckere Koreanische Eier

Vorbereitungszeit: 10 Minuten
Garzeit: 5 Minuten
Portionen: 1
Zutaten:
- 1 und ⅓ Tasse Wasser

- 1 Ei
- eine Prise Knoblauchpulver

- eine Prise Meersalz und schwarzer Pfeffer

- eine Prise Sesam

- 1 Teelöffel Frühlingszwiebeln, gehackt

Richtungen:
1. Das Ei in eine Schüssel geben, ⅓ Tasse Wasser hinzufügen und gut verquirlen.
2. In eine hitzebeständige Schüssel geben, Knoblauchpulver, Salz, Pfeffer, Frühlingszwiebeln und Sesam hinzufügen und erneut verquirlen.
3. Geben Sie 1 Tasse Wasser in Ihren Instant-Topf, fügen Sie den Dampfkorb hinzu und stellen Sie die Schüssel mit der Eimischung hinein.
4. abdecken, 5 Minuten auf hoher Stufe kochen.
5. auf einen Teller geben und servieren.

genießen!

Ernährung: Kalorien 100, Fett 1, Ballaststoffe 2, Kohlenhydrate 2, Protein 4

Anderes Dessert

Vorbereitungszeit: 10 Minuten
Garzeit: 4 Minuten
Portionen: 2
Zutaten:
• 2 Tassen Orangensaft

• 4 Birnen, geschält, entkernt und in mittlere Stücke geschnitten

• 5 Kardamomkapseln

• 2 Esslöffel Stevia

• 1 Zimtstange

• 1 kleines Ingwerstück, gerieben

Richtungen:
1. Geben Sie Birnen, Kardamom, Orangensaft, Stevia, Zimt und Ingwer in Ihren Instant-Topf, decken Sie ihn ab und kochen Sie ihn 4 Minuten lang auf hoher Stufe.
2. In kleine Schüsseln teilen und kalt servieren.

genießen!

Ernährung: Kalorien 100, Fett 0, Ballaststoffe 1, Kohlenhydrate 1, Protein 2

Pflaumengenuss

Vorbereitungszeit: 10 Minuten
Garzeit: 5 Minuten
Portionen: 10
Zutaten:

- 4 Pfund Pflaumen, Steine entfernt und gehackt

- 1 Tasse Wasser

- 2 Esslöffel Stevia

- 1 Teelöffel Zimt, Pulver

- ½ Teelöffel Kardamom, gemahlen

Richtungen:

1. Geben Sie Pflaumen, Wasser, Stevia, Zimt und Kardamom in Ihren Instant-Topf, decken Sie ihn ab und kochen Sie ihn 5 Minuten lang auf hoher Stufe.
2. Gut umrühren, mit einem Stabmixer etwas pulsieren lassen, in kleine Gläser teilen und servieren.

genießen!

Ernährung: Kalorien 83, Fett 0, Ballaststoffe 1, Kohlenhydrate 2, Protein 5

Apfelkuchen

Vorbereitungszeit: 10 Minuten
Garzeit: 1 Stunde und 10 Minuten
Portionen: 6
Zutaten:
- 3 Tassen Äpfel, entkernt und gewürfelt

- 1 Tasse Wasser

- 3 Esslöffel Stevia

- 1 Esslöffel Vanille

- 2 Eier
- 1 Esslöffel Apfelkuchengewürz

- 2 Tassen Kokosmehl

- 1 Esslöffel Backpulver

- 1 Esslöffel Ghee

Richtungen:
4. In einer Schüssel Eier mit Ghee, Apfelkuchengewürz, Vanille, Äpfeln und Stevia mischen und mit dem Mixer umrühren.
5. In einer anderen Schüssel Backpulver mit Mehl mischen, umrühren, zur Apfelmischung geben, nochmals gut umrühren und in eine Kuchenform geben.
6. 1 Tasse Wasser in Ihren Instant-Topf geben, den Dampfkorb hinzufügen, die Kuchenform hinzufügen,

abdecken und 1 Stunde und 10 Minuten bei hoher Temperatur kochen.

7. Kuchen abkühlen lassen, in Scheiben schneiden und servieren.

genießen!

Ernährung: Kalorien 100, Fett 2, Ballaststoffe 1, Kohlenhydrate 2, Protein 2

Erfrischender Quark

Vorbereitungszeit: 10 Minuten
Garzeit: 5 Minuten
Portionen: 4
Zutaten:
- 3 Esslöffel Stevia

- 12 Unzen Himbeeren

- 2 Eigelb
- 2 Esslöffel Zitronensaft

- 2 Esslöffel Ghee

Richtungen:
1. Himbeeren in den Instant-Topf geben, Stevia und Zitronensaft hinzufügen, umrühren, abdecken und 2 Minuten auf hoher Stufe kochen lassen.
2. In eine Schüssel geben, Eigelb hinzufügen, gut umrühren und in den Topf zurückkehren.
3. Stellen Sie den Topf auf köcheln, kochen Sie ihn 2 Minuten lang, geben Sie Ghee hinzu, rühren Sie ihn gut um, geben Sie ihn in einen Behälter und servieren Sie ihn kalt.

genießen!

Ernährung: Kalorien 132, Fett 1, Ballaststoffe 0, Kohlenhydrate 2, Protein 4

Leckeres Karotten-Dessert

Vorbereitungszeit: 10 Minuten
Garzeit: 1 Stunde
Portionen: 6
Zutaten:
- 1 und ½ Tassen Wasser

- 2 Esslöffel Stevia

- 2 Eier
- ¼ Tasse Melasse

- ½ Tasse Kokosmehl

- ½ Teelöffel Piment

- ½ Teelöffel Backpulver

- ½ Teelöffel Zimtpulver

- eine Prise Muskatnuss, gemahlen

- ½ Tasse Pekannüsse, gehackt

- ½ Tasse Karotten, gerieben

- ½ Tasse Rosinen

- ½ Tasse Flachsmehl

Richtungen:
5. In einer Schüssel Melasse mit Eiern und Stevia mischen und umrühren.
6. Mehl, Karotten, Nüsse, Rosinen, Flachsmehl, Zimt, Piment, Muskatnuss und Backpulver hinzufügen,

alles umrühren, in eine gefettete Kuchenform gießen und mit Alufolie abdecken.

7. Geben Sie das Wasser in Ihren Instant-Topf, fügen Sie den Dampfkorb hinzu, fügen Sie die Kuchenform hinzu, decken Sie ihn ab und kochen Sie ihn 1 Stunde lang auf hoher Stufe.

8. Kuchen abkühlen lassen, in Scheiben schneiden und servieren.

genießen!

Ernährung: Kalorien 200, Fett 2, Ballaststoffe 3, Kohlenhydrate 6, Protein 7

Einfacher Und Leckerer Kuchen

Vorbereitungszeit: 10 Minuten
Garzeit: 35 Minuten
Portionen:
Zutaten:
- 1 und ¼ Tasse Kokosmehl

- ½ Teelöffel Backpulver

- ½ Teelöffel Backpulver

- ½ Teelöffel Kardamom, gemahlen

- ½ Tasse Mandelmilch

- 2 Esslöffel Stevia

- 2 Esslöffel Leinsamen

- 2 Esslöffel Kokosöl, geschmolzen

- 1 Tasse Birne, gehackt

- ½ Tasse Preiselbeeren, gehackt

- 1 und ½ Tassen Wasser

Richtungen:
1. Mehl in einer Schüssel mit Backpulver und Pulver und Kardamom mischen und umrühren.
2. In einer anderen Schüssel Milch mit Leinsamen, Stevia und Öl mischen und gut umrühren.
3. Kombinieren Sie die beiden Mischungen, fügen Sie Preiselbeeren und Birnen hinzu, rühren Sie um und gießen Sie sie in eine gefettete Kuchenform.

4. Gießen Sie das Wasser in Ihren Instant-Topf, fügen Sie den Dampfkorb hinzu und stellen Sie die Pfanne hinein, decken Sie sie ab und kochen Sie sie 35 Minuten lang auf hoher Stufe.
5. Kuchen abkühlen lassen, in Scheiben schneiden und servieren.

genießen!

Ernährung: Kalorien 160, Fett 2, Ballaststoffe 3, Kohlenhydrate 3, Protein 4

Klassische Indische Beilage

Vorbereitungszeit: 10 Minuten
Garzeit: 18 Minuten
Portionen: 4

Zutaten:

• 20 Unzen Rüben, geschält und gehackt

• 1 Tasse Wasser

• 2 Esslöffel Olivenöl

• 1 Teelöffel Knoblauch, gehackt

• 2 gehackte Tomaten

• 2 gelbe Zwiebeln, gehackt

• 1 Teelöffel Ingwer, gerieben

• 1 Teelöffel Stevia

• 2 grüne Chilis, gehackt

• 1 Teelöffel Kreuzkümmel, gemahlen

• 1 Teelöffel Koriander, gemahlen

• ½ Teelöffel Kurkumapulver

• 1 Esslöffel Korianderblätter, gehackt

Richtungen:

1. Stellen Sie Ihren Instant-Topf auf den Bratmodus, fügen Sie das Öl hinzu, erhitzen Sie es, fügen Sie

grüne Chilis, Knoblauch und Ingwer hinzu, rühren Sie um und kochen Sie es 1 Minute lang.

2. Zwiebeln, Tomaten, Kreuzkümmel, Koriander und Kurkuma hinzufügen, umrühren und weitere 4 Minuten anbraten.

3. Rüben und Wasser hinzufügen, umrühren, abdecken und 13 Minuten auf niedriger Stufe kochen lassen.

4. Stevia und Koriander hinzufügen, werfen, auf Teller verteilen und als Beilage servieren.

genießen!

Ernährung: Kalorien 100, Fett 2, Ballaststoffe 2, Kohlenhydrate 5, Protein 7

Italienische Beilage

Vorbereitungszeit: 10 Minuten
Garzeit: 13 Minuten
Portionen: 4
Zutaten:
• 2 Auberginen, gewürfelt

• 1 Knoblauchzehe

• 1 Bund Oregano, gehackt

• eine Prise Salz und schwarzen Pfeffer

• 2 Esslöffel Olivenöl

• eine Prise Paprikaflocken

• ½ Tasse Wasser

• 2 gehackte Sardellen

Richtungen:
1. Auberginenwürfel in eine Schüssel geben, mit einer Prise Salz würzen, 10 Minuten ruhen lassen, gut andrücken und in eine andere Schüssel geben.
2. Stellen Sie Ihren Instant-Topf auf den Bratmodus, fügen Sie das Öl hinzu, erhitzen Sie es, fügen Sie Knoblauch hinzu, rühren Sie um und kochen Sie es 1 Minute lang.
3. Knoblauchzehe wegwerfen, Auberginenstücke, Sardellen, Oregano, Salz, Pfeffer und Pfefferflocken hinzufügen, umrühren und 6 Minuten kochen lassen.

4. Wasser hinzufügen, umrühren, den Topf abdecken, 3 Minuten bei hoher Temperatur kochen, auf Teller verteilen und als Beilage servieren.

genießen!

Ernährung: Kalorien 142, Fett 2, Ballaststoffe 2, Kohlenhydrate 6, Protein 8

Gesunde Pilze Und Grüne Bohnen

Vorbereitungszeit: 10 Minuten

Garzeit: 6 Minuten
Portionen: 4

Zutaten:
- 1 Pfund frische grüne Bohnen, geschnitten

- 2 Tassen Wasser

- 6 Unzen Speck, gehackt

- 1 kleine gelbe Zwiebel, gehackt

- 1 gehackte Knoblauchzehe

- 8 Unzen Pilze, in Scheiben geschnitten

- eine Prise Meersalz und schwarzer Pfeffer

- ein Spritzer Balsamico-Essig

Richtungen:
1. Legen Sie die Bohnen in Ihren Instant-Topf, geben Sie Wasser hinzu, um sie zu bedecken, decken Sie den Topf ab, kochen Sie 3 Minuten lang bei hoher Temperatur, lassen Sie sie abtropfen und lassen Sie sie beiseite.
2. Stellen Sie Ihren Instant-Topf auf den Sauté-Modus, fügen Sie Speck hinzu, bräunen Sie ihn 1 Minute lang an und mischen Sie ihn mit Zwiebeln und Knoblauch.

3. rühren, noch 2 Minuten kochen, Pilze hinzufügen, umrühren und kochen, bis sie fertig sind.
4. Die grünen Bohnen wieder in den Instant-Topf geben, Salz, Pfeffer und einen Spritzer Essig hinzufügen, werfen, auf Teller verteilen und als Beilage servieren.

genießen!

Ernährung: Kalorien 123, Fett 2, Ballaststoffe 3, Kohlenhydrate 4, Protein 3

Reichhaltige Rübenbeilage

Vorbereitungszeit: 10 Minuten
Garzeit: 12 Minuten
Portionen: 6
Zutaten:
- 6 Rüben, geschält und in Keile geschnitten

- eine Prise Meersalz

- schwarzer Pfeffer nach Geschmack

- 2 Esslöffel Zitronensaft

- 2 Esslöffel Olivenöl

- 2 Esslöffel Agavennektar

- 1 Esslöffel Apfelessig

- ½ Teelöffel Zitronenschale, gerieben

- 2 Rosmarinzweige

Richtungen:
1. Legen Sie die Rüben in Ihren Slow Cooker.
2. Fügen Sie eine Prise Salz, schwarzen Pfeffer, Zitronensaft, Öl, Agavennektar, Rosmarin und Essig hinzu.
Alles umrühren, abdecken und 8 Stunden auf niedriger Stufe kochen lassen.
3. Zitronenschale hinzufügen, umrühren, auf Teller verteilen und servieren.

genießen!

Ernährung: Kalorien 120, Fett 1, Ballaststoffe 2, Kohlenhydrate 6, Protein 6

Spezielle Vegetarische Beilage

Vorbereitungszeit: 10 Minuten
Garzeit: 12 Minuten
Portionen: 4
Zutaten:

- 2 Tassen Blumenkohlreis

- 1 Tasse gemischte Karotten und grüne Bohnen

- 2 Tassen Wasser

- ½ Teelöffel grüner Chili, gehackt

- ½ Teelöffel Ingwer, gerieben

- 3 gehackte Knoblauchzehen

- 2 Esslöffel Ghee

- 1 Zimtstange

- 1 Esslöffel Kreuzkümmel

- 2 Lorbeerblätter

- 3 ganze Nelken

- 5 schwarze Pfefferkörner

- 2 ganze Kardamome

- 1 Esslöffel Stevia

- eine Prise Meersalz

Richtungen:

1. Geben Sie Wasser in Ihren Instant-Topf, fügen Sie Blumenkohlreis, gemischtes Gemüse, grünes Chili, geriebenen Ingwer, Knoblauchzehen, Zimtstange, ganze Nelken und Ghee hinzu und rühren Sie um.
2. Fügen Sie auch Kreuzkümmel, Lorbeerblätter, Kardamom, schwarze Pfefferkörner, Salz und Stevia hinzu, rühren Sie erneut um, decken Sie sie ab und kochen Sie sie 12 Minuten lang auf hoher Stufe.
3. Zimtstange, Lorbeerblätter, Nelken und Kardamom wegwerfen, auf Teller verteilen und als Beilage servieren.

genießen!

Ernährung: Kalorien 152, Fett 2, Ballaststoffe 1, Kohlenhydrate 4, Protein 6

Elegante Enten Vorspeise

Vorbereitungszeit: 10 Minuten
Garzeit: 15 Minuten
Portionen: 4
Zutaten:

- 1 Esslöffel Stevia

- 1 Schalotte, gehackt

- ¼ Tasse Wasser

- ¼ Tasse Balsamico-Essig

- ¼ Tasse Olivenöl

- 1 Tasse Wasser

- ¾ Tasse Himbeeren

- 1 Esslöffel Dijon- Senf

- schwarzer Pfeffer nach Geschmack

- 10 Unzen Babyspinat

- 2 Entenbeine

- ½ Pint Himbeeren (für den Salat)

- ½ Tasse Pekannüsse, halbiert

Richtungen:

1. Mischen Sie in Ihrem Mixer Stevia mit Schalotten, Essig, Wasser, Öl, ¾ Tasse Himbeeren, Senf und schwarzem Pfeffer, mischen Sie alles gut, geben Sie es in eine Schüssel und lassen Sie es beiseite.

2. Geben Sie das Wasser in Ihren Instant-Topf, würzen Sie die Entenstücke mit schwarzem Pfeffer, geben Sie sie in den Topf, decken Sie sie ab und kochen Sie sie 12 Minuten lang auf hoher Stufe.
3. Knochen vom Fleisch wegwerfen, Topf reinigen, in den Bratmodus versetzen, Ente hinzufügen und auf jeder Seite 3 Minuten kochen lassen.
4. Spinat auf Teller verteilen, Ente hinzufügen, Pekannusshälften und ½ Pint Himbeeren darüber streuen
5. Die Himbeervinaigrette darüber träufeln und als Vorspeise servieren.

genießen!

Ernährung: Kalorien 215, Fett 4, Ballaststoffe 2, Kohlenhydrate 3, Protein 12

Spezieller Oliven-Snack

Vorbereitungszeit: 10 Minuten
Garzeit: 20 Minuten
Portionen: 6
Zutaten:

• 1 Tasse schwarze Oliven, entkernt

• 1 Tasse Kalamata- Oliven, entkernt

• 1 Tasse grüne Oliven, gefüllt mit Mandeln

• 10 Knoblauchzehen

• 2 Esslöffel Olivenöl

• ½ Tasse Wasser

• 1 Esslöffel italienische Kräuter, getrocknet

• 1 Teelöffel Zitronenschale, gerieben

• schwarzer Pfeffer nach Geschmack

• 1 Esslöffel Thymian zum Servieren

Richtungen:

1. In einer Schüssel schwarze, Kalamata und grüne Oliven mit Öl, Knoblauch und Kräutern mischen, zum Überziehen werfen und in eine kleine Auflaufform geben.

2. Geben Sie das Wasser in Ihren Instant-Topf, fügen Sie den Dampfkorb hinzu, stellen Sie die Auflaufform hinein, decken Sie sie ab und kochen Sie sie 6 Minuten lang auf hoher Stufe.

3. Oliven in eine Schüssel geben, Zitronenschale, schwarzen Pfeffer und Thymian darüber streuen, zum Überziehen werfen und als Snack servieren.

genießen!

Ernährung: Kalorien 100, Fett 2, Ballaststoffe 2, Kohlenhydrate 3, Protein 1

Lachskuchen

Vorbereitungszeit: 10 Minuten
Garzeit: 6 Minuten
Portionen: 4
Zutaten:
- 28 Unzen Lachs in Dosen, abgetropft, ohne Haut und ohne Flocken

- 1 und ¼ Kokosmehl

- 3 Esslöffel Kapern

- 1 Ei, verquirlt

- 1 Esslöffel Zitronensaft

- 2 Esslöffel Petersilie, gehackt

- 1 Esslöffel Kokosaminos

- 1 ½ Teelöffel Estragon, gehackt

- ½ Tasse Wasser

- eine Prise Meersalz und schwarzer Pfeffer

- 2 Esslöffel Olivenöl

Richtungen:
1. In einer Schüssel Lachs mit Ei, ½ Tasse Mehl, Aminosäuren , Estragon, Kapern, Salz und Pfeffer mischen , umrühren, 12 Pastetchen formen und auf einen Teller legen.
2. Den Rest des Mehls in eine Schüssel geben, Lachspastetchen hinzufügen und gut ausbaggern.

3. Stellen Sie Ihren Instant-Topf auf den Bratmodus, fügen Sie das Öl hinzu, erhitzen Sie es, fügen Sie Pastetchen hinzu, kochen Sie sie auf jeder Seite 2 Minuten lang und geben Sie sie auf einen Teller.

4. Reinigen Sie den Topf, fügen Sie das Wasser hinzu, fügen Sie den Dampfkorb hinzu, legen Sie Lachskuchen hinein, decken Sie ihn ab, kochen Sie ihn noch 3 Minuten auf hoher Stufe, legen Sie ihn auf eine Platte und servieren Sie ihn mit Petersilie und Zitronensaft.

genießen!

Ernährung: Kalorien 142, Fett 3, Ballaststoffe 2, Kohlenhydrate 3, Protein 5

Herrliche Hering Vorspeise

Vorbereitungszeit: 10 Minuten
Garzeit: 5 Minuten
Portionen: 4

Zutaten:
- 10 Stück Heringsrogen, einen halben Tag in Wasser eingeweicht und abgetropft

- 3 Tassen Wasser

- 2 Esslöffel Stevia

- 3 Esslöffel Kokosaminos

- 1 Handvoll milde Chiliflocken

Richtungen:
1. Mischen Sie in Ihrem Instant-Topf Wasser mit Stevia, Aminosäuren , Chiliflocken und Heringsrogen .

2. abdecken, 2 Minuten auf hoher Stufe kochen, in Schalen teilen und als Vorspeise servieren.

genießen!

Ernährung: Kalorien 140, Fett 2, Ballaststoffe 1, Kohlenhydrate 2, Protein 3

Zucchini Vorspeise

Vorbereitungszeit: 10 Minuten
Garzeit: 5 Minuten
Portionen: 4

Zutaten:
- 3 Zucchini, längs in dünne Scheiben geschnitten
- 14 Speckscheiben
- 1 Tasse Wasser
- ½ Tasse sonnengetrocknete Tomaten, gehackt
- 4 Esslöffel Balsamico-Essig
- ½ Tasse Basilikum, gehackt
- schwarzer Pfeffer nach Geschmack

Richtungen:
1. Zucchinischeiben in eine Schüssel geben, Essig hinzufügen, etwas umrühren und 10 Minuten ruhen lassen.
2. abtropfen lassen und Zucchinischeiben auf einem Schneidebrett anordnen.
3. Speckscheiben, Basilikum und getrocknete Tomaten in jede Zucchinischeibe teilen, mit einer Prise schwarzem Pfeffer würzen, einwickeln und mit Zahnstochern sichern.
4. Geben Sie das Wasser in Ihren Instant-Topf, fügen Sie den Dampfkorb hinzu, fügen Sie Zucchinirollen

hinzu, decken Sie es ab und kochen Sie es 5 Minuten lang auf hoher Stufe.

5. auf einer Platte anrichten und servieren.

genießen!

Ernährung: Kalorien 143, Fett 2, Ballaststoffe 3, Kohlenhydrate 5, Protein 3

Karottensnack

Vorbereitungszeit: 5 Minuten
Garzeit: 5 Minuten
Portionen: 6
Zutaten:

- 2 Pfund Karotten, halbiert und in Scheiben geschnitten

- 1 Esslöffel Ahornsirup

- 1 Esslöffel Olivenöl

- 1 Tasse Wasser

- schwarzer Pfeffer nach Geschmack

- ¼ Tasse Rosinen

Richtungen:

1. Geben Sie die Karotten, Rosinen und das Wasser in Ihren Instant-Topf, decken Sie ihn ab und kochen Sie ihn 5 Minuten lang auf niedriger Stufe.
2. Karotten abtropfen lassen, in eine Schüssel geben, Ahornsirup, schwarzen Pfeffer und Öl hinzufügen, werfen und als Snack servieren.

genießen!

Nährwert: Kalorien 40, Fett 1, Ballaststoffe 2, Kohlenhydrate 3, Protein 3

Leichtes Spargel-Schinken-Gericht

Vorbereitungszeit: 5 Minuten
Garzeit: 4 Minuten
Portionen: 4
Zutaten:
• 1 Pfund Spargelstangen, geschnitten

• 8 Unzen Schinkenscheiben

• 2 Tassen Wasser

• eine Prise Salz

Richtungen:
1. Wickeln Sie jeden Spargelstangen in Schinkenscheiben.
2. Geben Sie 2 Tassen Wasser in Ihren Instant-Topf, fügen Sie den Dampfkorb hinzu, legen Sie den eingewickelten Spargel hinein, würzen Sie ihn mit einer Prise Salz, decken Sie ihn ab und kochen Sie ihn 4 Minuten lang auf hoher Stufe.
3. gewickelten Spargel auf Teller verteilen und servieren.

genießen!

Ernährung: Kalorien 65, Fett 1, Ballaststoffe 1, Kohlenhydrate 2, Protein 2

Aromatisiertes Huhn Und Gemüse

Vorbereitungszeit: 10 Minuten

Garzeit: 25 Minuten

Portionen: 4

Zutaten:

- 3 gehackte Knoblauchzehen

- 2 Esslöffel Olivenöl

- 3 Chilis aus der Vogelperspektive, gehackt

- 1 Zoll Stück Ingwer, gerieben

- 2 Esslöffel grüne Curry-Paste

- eine Prise Kreuzkümmel, gemahlen

- ¼ Teelöffel Koriander, gemahlen

- 14 Unzen Kokosmilch

- 6 Tassen Kürbis, geschält und gewürfelt

- 1 Aubergine, gewürfelt

- 8 Hühnchenstücke

- eine Prise Meersalz und schwarzer Pfeffer

- 1 Esslöffel Kokosaminos

- 4 Tassen Spinat, gehackt

- ½ Tasse Koriander, gehackt

- ½ Tasse Basilikum, gehackt

Richtungen:

1. Stellen Sie Ihren Instant-Topf auf den Bratmodus, fügen Sie Öl hinzu, erhitzen Sie ihn, fügen Sie Knoblauch, Ingwer, Chilis, Kreuzkümmel und Koriander hinzu, rühren Sie um und kochen Sie ihn 1 Minute lang.
2. Curry-Paste und Kokosmilch hinzufügen, umrühren und 4 Minuten kochen lassen.
3. Hühnchen, Kürbis, Auberginen, Salz und Pfeffer hinzufügen, umrühren, abdecken und 20 Minuten bei hoher Temperatur kochen.
4. Spinat, Aminosäuren , Basilikum und Koriander hinzufügen , umrühren, auf Teller verteilen und servieren.

genießen!

Ernährung: Kalorien 152, Fett 3, Ballaststoffe 3, Kohlenhydrate 6, Protein 8

Unglaubliches Huhn

Vorbereitungszeit: 10 Minuten
Garzeit: 10 Minuten
Portionen: 2
Zutaten:

- 2 gehackte Tomaten

- 2 rote Zwiebeln, gehackt

- 2 Hähnchenbrustfilets ohne Knochen und ohne Haut

- 1 Esslöffel Ahornsirup

- 2 gehackte Knoblauchzehen

- 1 Teelöffel Chilipulver

- 1 Teelöffel Basilikum, getrocknet

- 1 Tasse Wasser

- 1 Teelöffel Nelken

Richtungen:

1. Mischen Sie in Ihrem Instant-Topf Zwiebeln mit Tomaten, Hühnchen, Knoblauch, Ahornsirup, Chilipulver, Basilikum, Wasser und Nelken, werfen Sie sie gut um, decken Sie sie ab und kochen Sie sie 10 Minuten lang auf hoher Stufe
2. Hühnchen zerkleinern und auf Teller verteilen und mit einem Beilagensalat servieren

genießen!

Ernährung: Kalorien 200, Fett 3, Ballaststoffe 3, Kohlenhydrate 5, Protein 5

Wunderbarer Lachs Und Gemüse

Vorbereitungszeit: 10 Minuten
Garzeit: 10 Minuten
Portionen: 2
Zutaten:

- 1 Zimtstange

- 1 Esslöffel Olivenöl

- 1 Tasse Wasser

- 2 Lachsfilets, ohne Knochen und ohne Haut

- 1 Lorbeerblatt

- 3 Nelken
- 2 Tassen Brokkoliröschen

- 1 Tasse Babykarotten

- eine Prise Meersalz und schwarzer Pfeffer

- einige Limettenschnitze zum Servieren

Richtungen:

1. Geben Sie das Wasser in Ihren Instant-Topf und fügen Sie Zimt, Nelken und Lorbeerblatt hinzu.
2. Den Dampfkorb hinzufügen, den Lachs hineinlegen, mit Salz und Pfeffer würzen, mit dem Öl bestreichen und mit Karotten und Brokkoli mischen.
3. Decken Sie den Instant-Topf ab und kochen Sie ihn 6 Minuten lang auf hoher Stufe.
4. Lachs und Gemüse auf Teller verteilen, Lorbeerblatt, Nelken und Zimt wegwerfen, die Sauce aus dem

Topf träufeln und mit Limettenschnitzen an der Seite servieren.

genießen!

Ernährung: Kalorien 172, Fett 3, Ballaststoffe 1, Kohlenhydrate 2, Protein 3

Pilzeintopf

Vorbereitungszeit: 10 Minuten
Garzeit: 15 Minuten
Portionen: 4
Zutaten:
- 8 Unzen Shiitake-Pilze, grob gehackt

- 4 Unzen weiße Pilze, grob gehackt

- 1 Esslöffel Ingwer, gerieben

- 1 und ¼ Tasse Gemüsebrühe

- ½ Tasse rote Zwiebel, fein gehackt

- ½ Tasse Sellerie, gehackt

- ½ Tasse Karotte, gehackt

- 5 gehackte Knoblauchzehen

- Salz und schwarzer Pfeffer nach Geschmack

- ¼ Teelöffel Oregano, trocken

- 28 Unzen Tomatenkonserven, gehackt

- 1 ½ Teelöffel Kurkumapulver

- ¼ Tasse Basilikumblätter, gehackt

Richtungen:
1. Stellen Sie Ihren Instant-Topf auf den Bratmodus, fügen Sie ¼ Tasse Brühe hinzu und erhitzen Sie ihn.

2. Pilze, Zwiebeln, Sellerie, Karotten, Ingwer und Knoblauch hinzufügen, umrühren und 5 Minuten anbraten.

3. Den Rest der Brühe, Tomaten, Salz, Pfeffer, Kurkuma und Oregano hinzufügen, umrühren, abdecken und 10 Minuten auf hoher Stufe kochen lassen.

4. Basilikum hinzufügen, auf Teller verteilen und sofort servieren.

genießen!

Ernährung: Kalorien 70, Fett 3, Ballaststoffe 1, Kohlenhydrate 5, Protein 3

Karotten-Ingwer-Suppe

Vorbereitungszeit: 10 Minuten
Garzeit: 20 Minuten
Portionen: 4
Zutaten:

- 2 und ½ Pfund Karotten, gehackt

- 2 Esslöffel Ingwer, gerieben

- 2 Esslöffel Olivenöl

- 2 gehackte Knoblauchzehen

- 1 Tasse gelbe Zwiebel, gehackt

- 4 Tassen Gemüsebrühe

- 4 Unzen Kokosmilch

- 1 Tasse Wasser

- 3 Esslöffel Ghee, geschmolzen

- Salz und Pfeffer nach Geschmack

Richtungen:

1. Geben Sie Karotten, Ingwer, Olivenöl, Zwiebeln, Knoblauch, Gemüsebrühe, Wasser, Milch, Ghee, Salz und Pfeffer in Ihren Instant-Topf, rühren Sie ihn um, decken Sie ihn ab und kochen Sie ihn 20 Minuten lang auf hoher Stufe.

2. Suppe mit einem Stabmixer mischen, umrühren, in Schalen schöpfen und servieren.

genießen!

Ernährung: Kalorien 178, Fett 4, Ballaststoffe 2, Kohlenhydrate 3, Protein 5

Leichte Avocadotasse

Zutaten:

1 Tasse Avocados

4 Eier, leicht geschlagen

¼ Teelöffel schwarzer Pfeffer

3 Teelöffel gehackter Schnittlauch

Anleitungen:

Schneiden Sie die Avocados in Hälften, dann nehmen Sie den Kern aus. Machen Sie ein Loch im Zentrum der halben Avocado, indem Sie ein Teil des Fleisches der Avocado auskratzen.

Legen Sie die Avocados in eine kleine Backform. Schlagen Sie die Eier in jede Avocadohälfte. Backen Sie die Avocado in einem vorgeheizten Ofen bei 250 C für ungefähr 15 Minuten.

Pikanter Zucchini

Zutaten:

2 Karotten

1 Zucchini

1 gelber Kürbis

3 Teelöffel Kokosöl

1 Teelöffel gehackter Knoblauch

Eine Prise Meersalz

Eine Prise Pfefferpulver

3 mittelgroße Eier

1 ½ Esslöffel Kokosmilch

1 ½ Esslöffel Kokosmehl

1 Teelöffel gehackter frischer Basilikum

Anleitung:

Heizen Sie den Ofen auf 200 C vor.

Mit einem Hackbeil, zerhacken Sie die Karotten, Zucchini und Sommerkürbis.

Geben Sie das Kokosöl in eine mittelgroße Pfanne.

Braten Sie den zerkleinerten Knoblauch an.

Fügen Sie das gehackte Gemüse hinzu und würzen es mit Meersalz und Pfeffer.

Mischen Sie Kokosmehl und das übrige Salz in einer Schüssel zusammen und stellen Sie es zur Seite.

Verquirlen Sie die Eier und die Kokosmilch.

Mixen Sie die Kokosmehl Mischung, Eier und gekochtes Gemüse zusammen und lege Sie es in die vorbereitete Bratenform.

Streuen Sie die gehackten Basilikumblätter über die Mischung.

Bei 200 C 45 Minuten backen.

Putenfleisch Honig-Wok

Zutaten:
1 EL Honig
150g Putenbrustfilet
1 gelbe Paprikaschote
2 Karotten
1 Zwiebel
150g Ananasfruchtfleisch
1 EL Kokosöl
Salz und Pfeffer
150ml gepressten Orangensaft
1 EL Apfelessig
Anleitung:
Putenfleisch abspülen und in große Würfel schneiden.
Paprika und Möhren in Streifen schneiden.
Zwiebel in kleine Scheiben schneiden.
Wok mit etwas Öl erhitzen und Putenfleisch
rundherum anbraten.
Zwiebel, Möhren und Paprika in den Wok geben und
unter Rühren 3-4 Minuten anbraten.
Gepressten Orangensaft und Honig dazugeben und 10
Minuten kochen lassen.
Salz und Pfeffer zum Abschmecken.

Geflügelsalat

Zutaten:

- 125 g Putenbrust

- 75 ml Gemüsebrühe

- 1 Stange Sellerie

- ½ Avocado

- ½ Zitrone

- ¼ Zwiebel

- eine handvoll Petersilie

- 1 EL Olivenöl

- 1 EL Essig

- Salz und Pfeffer

Zubereitung:

- Putenbrust in einer Pfanne mit Öl anbraten

- Gemüsebrühe dazugeben und würzen

- Zitrone auspressen, Saft dazugeben und für etwa 15 Minuten mit geschlossenem Deckel kochen lassen

- die restlichen Zutaten alle jeweils fein schneiden und in eine Schüssel geben

- Putenbrust fein schneiden und mit Schüssel vermengen

- Olivenöl und Essig dazugeben, würzen und sofort servieren

Sportlicher Salat

Zutaten

75 gPapaya, reif

150 gChicorée

150 gAvocado(s), reif

z.bOlivenöl, fruchtiges

etwas Meersalz oder Steinsalz

z.bMandel(n), Macadamia- oder Walnüsse zum garnieren

Zubereitung

Den Chicorée waschen und dann fein zerschneiden.

Bei der Avocado und der Papaya die Schale entfernen und ebenfalls klein schneiden.

In einer Schüssel das Ganze mit Olivenöl mischen und noch ein paar Nüsse hinzugeben!

fertig!

Tipp:

Passt sehr schön als Beilage z.b. zu Geflügel!

Thunfisch-Salat Mit Gefüllten Tomaten

für 2 Personen

Zutaten

1kleine rote Zwiebel

1Knoblauchzehe

1Avocado

1 DoseThunfisch (im eigenen Saft, ca. 130 g Abtropfgewicht)

2 ELLimettensaft

3 ELApfelessig

Salz

Pfeffer

Cayennepfeffer

4Tomaten

1 ELOlivenöl

50 gBlattsalat-Mix (gewaschen und küchenfertig)

Zubereitung

Zwiebeln und Knoblauch schälen und zerkleinern.
Avocado schälen und klein würfeln.
Alles mit dem Thunfisch verrühren und mit etwas
Limettensaft und etwas Essig vermischen. Mit Salz und
Pfeffer würzen.

Von den Tomaten eine Seite abschneiden und
entkernen. Die abgeschnittenen Stücke zerkleinern und
der Avocado-Thunfisch Mischung beigeben. Die Hälfte
der Mischung in die Tomaten füllen.

Den Blattsalat mit Öl, Apfelessig, Salz und Pfeffer
mischen und die andere Hälfte vom Avocado-Thunfisch
Mix unterheben.
Salat auf kleine Teller verteilen und gefüllte Tomaten
daraufsetzen.

fertig!

Pilztasse Mit Frischen Eiern

Zutaten:
3 frische Eier
4 große Pilze
4 geschnittener Schinken
1 Teelöffel schwarzer Pfeffer Pulver
½ Teelöffel Thymian
1 Teelöffel Kokosöl
Zutaten:
Entfernen Sie den Stiel der Pilze, dann reinigen Sie sie mit einem feuchten Tuch.
Fetten Sie das Äußere der Pilze mit Kokosöl und legen Sie es auf ein Backblech.
Legen und arrangieren Sie ein Streifen Schinken in den Pilzkopf
Schlagen Sie jedes Ei in eine kleine Schale und dann lassen Sie es vorsichtig in den mit Schinken gefüllten Pilz gleiten.
Bestreuen Sie es mit schwarzem Pfeffer und Thymian.
Platzieren Sie das Backblech in den vorgeheizten Ofen bei 200 C und backen Sie für ungefähr 30 Minuten

Paleo Frittata

Zutaten:
3 Eier
½ Tasse Brokkoli
2 Esslöffel in Scheiben geschnittene rote Zwiebel
½ Tasse gehackte Babyspinatblätter
¼ Tomate, dünn geschnitten
½ Esslöffel frische Basilikumblätter
½ Esslöffel Kokosmehl
¼ Teelöffel schwarzer Pfeffer
Eine Prise Salz

Anleitung:
Heizen Sie den Ofen auf 200 C vor
Verquirlen Sie die Eier zusammen mit Salz und
schwarzem Pfeffer in einer Schüssel
Heizen Sie das Kokosöl in einer ofensicheren
Bratpfanne über mittlerer Hitze.
Braten Sie das Brokkoli und die Zwiebeln an, bis die
Zwiebel goldbraun ist und welkt.
Fügen Sie den Spinat hinzu und braten Sie für weitere 2
Minuten.
Leeren Sie die Eiermixtur in die Bratpfanne.
Kochen Sie bis es etwas fest ist und platzieren Sie die in
Scheiben geschnittenen Tomaten darauf.
Wenn die Frittata an den Rändern fertig ist, aber im
inneren immer noch flüssig ist, legen Sie die Pfanne in
den Ofen und backen Sie für ungefähr 25 Minuten oder

bis die Frittata komplett fertig ist.
Streuen Sie etwas Basilikum darüber.

Schoko Zucchini Pfeilwurz Muffin

Zutaten:

4 Eier

½ Tasse Kokosöl, geschmolzen

½ Tasse Honig

2 Tassen überbackene Zucchini

¾ Tassen Kokosmehl

2 Esslöffel Kokosmehl

¾ Pfeilwurz Stärke

½ Teelöffel Backpulver

½ Teelöffel Apfelcidre Essig

¾ Tassen gehackte dunkle Schokolade

Anleitung:

Heizen Sie den Ofen auf 200C vor

Mit einem elektrischen Mixer, verquirlen Sie alle Zutaten außer die gehackte dunkle Schokolade

Wenn der Teig weich ist, falten Sie die gehackte dunkle Schokolade und rühren Sie leicht für eine Minute.

Rühren Sie nicht zu viel

Löffeln Sie den Teig gleichmäßig in die Muffinschälchen

Backen Sie für ungefähr 30 Minuten oder, bis die Muffins gekocht sind

Lassen Sie sie kühlen und genießen Sie sie.

Kartoffelcurry

Kartoffelcurry versorgt den Körper aufgrund des darin enthaltenen Kokosmilch mit allen achtessentiellen Aminosäuren. Kurkuma ist ungemein gesund. Es hilft beim Abnehmen und schützt den Körper vor Krebs. Paprika enthält viele Antioxidantien in Form von Vitamin C. Es versorgt unseren Körper außerdem mit den Spurenelementen Kalium, Magnesium, Zinkund Kalzium. Kartoffelcurry sättigt also nicht nur sondern liefert unserem Körper wichtige Nährstoffe, ist eine leckere Alternative zu normalem Curry und schnell zubereitet.

Zutaten:

- 1 Kilo Kartoffeln
- 1 Zwiebel
- 2 Zehen Knoblauch
- 250 g Spinat
- 1 Dose Kokosmilch
- 3 EL Tomatenmark
- 1 TL Salz
- 2 TL Curry
- Kokosöl
- 1 TL Kurkuma
- 1 TL Paprika
- 1 Prise Pfeffer

Und so wird's gemacht:
Zuerst werden die Kartoffeln geschält, in Würfel geschnitten und in Salzwasser gar gekocht. Die Zwiebel

und den Knoblauch klein hacken und in einer Pfanne mit etwas Kokosöl glasig braten. Danach den Spinat dazugeben und leicht eindämpfen lassen. Als nächstes die Kokosmilch und die Gewurze untermischen. Das ganze etwa 10 Minuten lang köcheln lassen und zum Schluß die Kartoffelwürfel unterheben.

Pilzsuppe

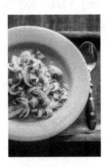

Zubereitungszeit 15 Minuten

Zutaten

- 400 g Champignons

- 2 Porreestangen

- 4 Knoblauchzehen

- 0,8 l Gemüsebrühe

- Salz

- Pfeffer

- Fett zum Erhitzen

Zubereitung
Champignons und Porree in Streifen schneiden. Knoblauch fein hacken. Im Topf Porree, Pilze und

Knoblauch ohne Fett erhitzen, ein paar Minuten braten. Mit Gemüsebrühe ablöschen und bedeckt auf geringer Hitze etwas 5 Minuten kochen. Mit Salz und Pfeffer abschmecken.

Paleo Brot

Zutaten für ein Brot:
- [ ] 200 g Mandeln (gemahlen)
- [ ] 2 EL Kokosmehl
- [ ] 2 EL Leinsamen
- [ ] 2 EL Kräuter Ihrer Wahl
- [ ] **Salz**
- [ ] 1 TL Backpulver
- [ ] 5 Eier
- [ ] 35 ml geschmolzenes Kokosöl
- [ ] 1 EL Essig nach Wahl

Zubereitung:
1. Heizen Sie ihren Ofen auf ca. 180 Grad vor und fetten Sie eine Kastenbackform ein
2. Geben Sie in eine Schüssel die gemahlenen Mandeln, das Kokosmehl, das Leinmehl, die Kräuter, das Salz und das Backpulver und mischen Sie alles gut durch
3. Geben Sie nun die Eier, das Öl und den Essig zu und verrühren Sie alles gleichmäßig mit einem Handrührgerät

Paleo Brot

Brot ist bei der Paleo Ernährung eher eine Seltenheit, denn auf Getreideprodukte soll ja bekanntlich verzichtet werden. Die Kräuter machen das Paleo Brot jedoch sehr schmackhaft und zu einer kulinarischen Besonderheit.

Zeiten:

Arbeitszeit: ca. 10 Minuten

Koch-/Backzeit: ca. 25-30 Minuten

Zutaten für 1 Kastenbrot:

200 g gemahlene Mandeln

2 EL Kokosmehl

2 EL Leinsamenmehl

2 EL frische gehackte Kräuter nach Wahl, z. B. Rosmarin und Thymian

1 Prise Salz

1 ½ TL Weinstein Backpulver

5 Eier

30 ml geschmolzenes Kokosöl

1 EL Apfelessig

Nährwertangaben gesamt:

Kalorien: 1855,4 kcal

Kohlenhydrate: 23,3 g

Eiweiß: 74,9 g

Fett: 156,2 g

Zubereitung:

Heizen Sie Ihren Backofen auf 180 Grad vor und fetten Sie die Backform gut ein.

Mischen Sie in einer Schüssel die gemahlenen Mandeln, Kokosmehl, Leinmehl, Kräuter, Salz und das Backpulver gut durch.

Als nächstes geben Sie die Eier, das Öl und den Essig dazu und vermengen das Ganze mit einem Handrührgerät.

Den fertigen Teig können Sie in die Form geben und diese anschließend ca. 25-30 Minuten backen lassen.

Das Brot ist erst fertig, wenn kein Teig mehr kleben bleibt. Testen können Sie das ganze am besten mit einem Schaschlikspieß oder Zahnstocher.

Scharfe Schwedische Fleischbällchen

Für 5 Personen

Zutaten:

0,5 kg Rinderhackfleisch

kleine Zwiebel, gewürfelt

60ml Rinderfond oder gefiltertes Wasser

425g Bio-Tomatensauce, kein Salz

1/4 Teelöffel feingehackter Knoblauch

2 Esslöffel Naturhonig

2 Teelöffel Kokosöl

2 Teelöffel Paleo Worcestershire Sauce

1/2 Teelöffel Chillipulver

1/4 Teelöffel Selleriesalz

1 1/2 Teelöffel Meersalz

1/4 Teelöffel grober Pfeffer

Zubereitung:

1 Zwiebel und Gewürze in Schüssel vermischen .

2 Rinderhackfleisch hinzufügen, vermischen und zu kleinen Fleischbällchen formen .

3 Kokosöl in Bratpfanne schmelzen und Fleischbällchen braten.

4 Wasser, Tomatensauce, Honig, Chillipulver und Worcestershire Sauce mischen und über die Fleischbällchen gießen .

5 Zum Kochen bringen, abdecken und für 30-45 Minuten köcheln lassen .

Knoblauch Garnelen Nudeln

Inhaltsstoffe

- Jumbo-Garnelen - 10 bis 20

- Butter – 3 Esslöffel

- Knoblauch (zerdrückt) - 3 Knollen

Gewürze
- Paprika - 1 Teelöffel

- Knoblauchgranulat - 1 Teelöffel

- Zwiebelpulver - 1 Teelöffel

- Himalaya-Meersalz - ½ Teelöffel

- Cayenne - 1 Spritzer (streuen)

- Rote Paprikaflocken - 1 Spritzer (streuen)

Sonstiges
- Zucchini (spiralisiert) - 2

- Zwiebel (in Scheiben geschnitten) - 1

- Rote Paprika (in Scheiben geschnitten) - 1

- Butter - 1 Esslöffel

Anweisungen
1. Spiralisiere die Zucchini mit einem Spiralisierer und lege sie zur Seite.

2. Die Gewürzzutaten und Garnelen in eine Schüssel geben.

3. Den Knoblauch und der halbe Esslöffel Butter in eine Pfanne geben und erhitzen.

4. Wenn Knoblauch und Butter erhitzt sind, werden die Zwiebel und die Paprika dazugeben und alles 3 bis 4 Minuten lang gebraten.

5. Die Garnelen aus der Schüssel nehmen, in die Pfanne geben und braten, bis sich diese rosa rötlich verfärben.

6. In einer weiteren Pfanne einen Esslöffel Butter erhitzen und die Zucchini zusammen mit den Nudeln ca. 3 Minuten braten.

7. Die Zucchini-Nudeln in eine Schüssel geben und mit den Knoblauch-Garnelen aus der anderen Pfanne belegen.

8. Probiere die Knoblauch-Garnelen-Nudeln, bevor du diese mit Salz oder anderen Gewürzen nach Belieben abschmeckst

Vermeide es, spät zu essen.
Essen vor 20 Uhr ermöglicht es dem Körper, sich zu entgiften, bevor du dich ausruhst. Es hilft, unnötiges Gewicht loszuwerden.

Wildlachs Mit Gegrillten Zucchini, Zwiebeln Und Dill-Dressing

Für 2 Personen

Zutaten:

2 x 240g Wildlachsfilet
2 mittelgroße Zucchini, fein geschnitten
3 EL Pflanzenöl

Zutaten für das Dill-Dressing:
½ kleine Schalotte, fein gehackt
½ Tasse Mayonnaise
1 EL frischer Dill, fein gehackt

Zubereitung:

Grill auf mittlere Hitze vorheizen.

2 EL Öl in einer Pfanne auf mittlerer Hitze erwärmen. Lachsfilets in die Pfanne geben. Mit der Hautseite nach unten 5 Minuten anbraten. Lachsfilets wenden und weitere 3-5 Minuten braten. Danach die Filets aus der Pfanne nehmen und zugedeckt beiseite stellen.

In der Zwischenzeit Zucchinischeiben für 4-5 Minuten auf den vorgewärmten Grill legen, gelegentlich wenden, bis sie weich sind. Gehackte Schalotte in die Pfanne geben, bis sie leicht gebräunt ist.

Die gehackte Schalotte in eine kleine Schüssel geben und mit Mayonnaise und Dill gut vermengen.

Lachs auf einem Teller anrichten und Zucchinischeiben hinzugeben. Zwiebel und Dill-Dressing darüber geben.

Guten Appetit!

Speck-Bohnen Mit Birne

Zutaten:

500 g grüne Buschbohnen

Salz

2 Birnen

2 EL Olivenöl

200 g Speck

2 TL Senf

Pfeffer

Zubereitung:

Die Bohnen waschen und die Enden abschneiden. Für 8-10 Minuten im Salzwasser bissfest garen. Die Bohnen herausnehmen und zur Seite stellen. Die Birnen waschen, schälen und vierteln. Das Kerngehäuse entfernen und in dünne Scheiben schneiden. In einer Pfanne den Speck knusprig braten. Die Birnen und die Bohnen zugeben und zusammen heiß werden lassen. Mit Salz, Pfeffer und Senf abschmecken.

Dass die letzte Mahlzeit vor der Fastenphase groß sein soll, haben wir ja inzwischen gelernt. So will ich dir nun mein drei Favoriten hierfür vorstellen. Hier wird es deftig, heftig und lecker!

Lachs Mit Gurke Und Pfirsich

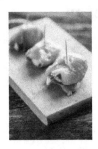

Zubereitungszeit 5-10 Minuten

Zutaten

- 1 Pfirsich oder Nektarine

- 1 Salatgurke

- 100 g Lachs (gesalzen oder geräuchert)

Zubereitung
Lachs in dünne Scheiben schneiden. Pfirsich oder Nektarine halbieren, Stein entfernen und beide Hälften in vier Spalten schneiden. Gurke in 4-5 cm lange Stücke und die wiederum in vier Sektoren schneiden. Lachsscheiben um Pfirsichspalten und Gurkensektoren wickeln.

Paleo Blumenkohl Suppe

Zutaten:
- [ ] 2 EL Olivenöl
- [ ] 1 Zwiebel, gehackt
- [ ] 1 großer Kopf Blumenkohl, in Röschen schneiden
- [ ] 3 Tassen natriumarme Hühnerbrühe
- [ ] 1/2 TL Koriander
- [ ] 1/2 TL Kurkuma
- [ ] 1 1/2 TL Kreuzkümmel
- [ ] 1 Tasse Vollfett Kokosmilch
- [ ] 1/4 Tasse geröstete Cashewnüsse
- [ ] 2 EL frische Petersilie, fein gehackt
- [ ] Salz & Pfeffer

Zubereitung:
1. Heizen Sie den Backofen auf 180 Grad vor.
2. Schälen und schneiden Sie die Zwiebel und putzen Sie den Blumenkohl. Breiten Sie die Zwiebel und den Blumenkohl in einer einzigen Schicht auf ein Backblech.
3. Mit Olivenöl beträufeln und mit Salz & Pfeffer würzen. Für 15-20 Minuten golden backen lassen. Nach 8 Minuten die Zutaten einmal wenden.

4. Setzen Sie den Blumenkohl und Zwiebeln in einem großen Topf und fügen Sie die Hühnerbrühe zu. Rühren Sie den Koriander, Kurkuma, Kreuzkümmel und eine Prise Salz ein.

5. Zum Kochen bringen und lassen Sie die Zutaten 5 Minuten lang kochen.

6. Dann vom Herd nehmen.

7. Nun mit einem Stabmixer alle Zutaten pürieren bis diese eine sämige Masse geben.

8. Zum Schluss geben Sie die Kokosmilch hinzu und lassen die Suppe noch kurz aufkochen dann servieren und mit Petersilie garnieren

Spargelsalat Mit Garnelen

Salate sind ein sehr typisches Gericht in der Paleo Ernährung und in der Regel einfach zuzubereiten. Sie bieten nicht nur als Beilage viel Gesundes, sondern sind auch als Haupt- und Zwischenmahlzeit zu empfehlen. Wunderbar geeignet zum Verzehr mittags im Büro oder für ein Picknick im Park, mit frischen Garnelen.

Zutaten:

1 Salatherz

1 Avocado

2 Tomaten

200 g grüner Spargel

200 g frische Garnelen

2 EL Sonnenblumenöl

2 EL Balsamicoessig

3 EL Honig

3 EL Zitronensaft

2 Prisen Salz und Pfeffer

1 EL Kokosöl

½ Gemüsezwiebel

Nährwertangaben gesamt:

Kalorien: 1383,4 kcal

Kohlenhydrate: 79,7 g

Eiweiß: 55,6 g

Fett: 89,1 g

Zubereitung:

Lassen Sie die Garnelen, sofern Sie noch etwas gefroren sind, ganz auftauen. Danach legen Sie die Garnelen mit 2 Esslöffeln Honig, 2 Esslöffeln Zitronensaft, sowie Salz und Pfeffer, in einer Schale ein.

Schälen Sie nun den grünen Spargel und schneiden je nach Bedarf die Enden kurz ab. Den verbliebenen Spargel schneiden Sie in 3 cm lange Stücke und würfeln die Avocado und die Tomaten. Nun waschen Sie den Salat, zupfen die Blätter in mundgerechte Stücke und hacken die Zwiebeln. Die Avocado, die Tomaten, den Salat und die Zwiebeln vermischen Sie miteinander.

Braten Sie jetzt den vorbereiteten Spargel in einer Pfanne mit Kokosöl ca. 5 Minuten lang an und fügen danach die Garnelen aus der Schale zu. Lassen Sie das Ganze weitere 5 Minuten lang braten.

Nun wird es Zeit für das Dressing, das Sie mit Sonnenblumenöl, Balsamicoessig, 1 Esslöffel Zitronensaft, 1 Esslöffel Honig mischen und mit Salz und Pfeffer abschmecken. Das Dressing abschließend auf den Salat geben und mit den Garnelen und dem Spargel bedecken.

Gefüllte Portobello Pilze

Für 2-4 Personen

Zutaten:

8 Portobello Pilze ohne Stamm

1 Beutel frischer Spinat

1 rote Paprika

1 Frühlingszwiebel

8-10 Scheiben Käse

3 Knoblauchzehen, gehackt

2 Teelöffel Kokosöl

1/4 Teelöffel geräucherte Paprika

2 Esslöffel Nährhefe

1 Esslöffel Balsamico-Essig

1/4 Tasse geschnittene Petersilie

Meersalz und Pfeffer nach ihrer Wahl

Zubereitung:

1 Bratpfanne auf mittlerer Stufe erhitzen und 1 Esslöffel Kokosöl hinzugeben .

2 Frühlingszwiebel und Paprika kleinschneiden und mit Salz und Pfeffer kochen, bis sie weich werden .

3 Knoblauch und Spinat dazugeben und kochen, bis der Spinat zusammenfällt. Dann mit geräucherter Paprika und Hefe vermischen.

4 Spinatmischung vom Herd nehmen und in eine Schüssel umfüllen .

5 Rest des Kokosöl in die Bratpfanne geben und die Pilze kochen, Stiel nach unten .

6 Für 8-10 Minuten kochen, umdrehen und für weitere 5-7 Minuten kochen .

7 Jeden Pilz mit der Spinatmischung füllen und den Herd abstellen.

8 Drizzle Balsamico in die Pfanne geben, um die Pilze einzuhüllen. Eine Scheibe Käse auf jeden Pilz geben. Für 2-3 Minuten in den Backofen geben, bis der Käse geschmolzen ist. Vor dem Servieren wahlweise mit Petersilie würzen.

Thunfischsalat

Inhaltsstoffe

- Thunfisch (abgetropft) - 4 Dosen (je 5 Unzen)
- Sellerie (gehackt) - ½ Tasse
- Karotte (gehackt) - ½ Tasse
- Petersilie (gehackt) - ½ Tasse
- Schalotten (gehackt) - 4
- Rote Zwiebel (gehackt) - ½ Tasse
- Knoblauch (zerdrückt) - 1 Zehe
- Mayonnaise - ½ Tasse + 2 Esslöffel
- Grobes Salz - 1 Teelöffel
- Schwarzer Pfeffer - nach Belieben

Anweisungen

1. Den Thunfisch abtropfen lassen und in eine grosse Rührschüssel geben. Diese vorerst zur Seite legen.

2. Verarbeite folgende Zutaten einzeln in einer Küchenmaschine: Sellerie, Karotte, rote Zwiebel, Schalotte und Petersilie.

3. Vermenge alles mit dem Thunfisch und füge die Knoblauchzehe, Salz, Pfeffer und Mayonnaise hinzu.

4. Den Thunfisch mit einer Gabel zerdrücken und gut verrühren, bis alles miteinander vermengt ist.

5. Das Abendessen ist fertig!

Tomaten Gefüllt Mit Thunfisch

18 Stück

Zutaten:

50ml Weißweinessig
200ml Wasser
1 EL schwarze Pfefferkörner
5 Lorbeerblätter
18 mittelgroße Tomaten
185g Dose Thunfisch, abgetropft
3 EL gehackte Petersilie
Saft von 1 Zitrone
Salz und Pfeffer
300ml Olivenöl

Zubereitung:
In einem Topf auf mittlerer Hitze Essig, Wasser, Pfefferkörner und 2 Lorbeerblätter zum Köcheln bringen.

Mit einem Messer an der Basis jeder Tomate einen kleinen Kreuzschnitt machen und dann für 30 Sekunden in die kochende Flüssigkeit geben. Dann Tomaten entfernen und in eiskaltem Wasser kurz abkühlen lassen. Die Tomaten schälen, den oberen Teil abschneiden und die Kerne vorsichtig mit einem Teelöffel auskratzen. Um die gesamte überschüssige Flüssigkeit aus der Tomate zu entfernen, kopfüber auf ein   Küchentuch   stellen.

Thunfisch, Petersilie und Zitronensaft in einer Küchenmaschine mixen bis eine glatte Masse entsteht. Mit Salz und Pfeffer abschmecken.

Mit einem Teelöffel oder einem Spritzbeutel die Thunfisch-Mischung in die Tomaten füllen.

Die Tomaten in eine sterilisierte Flasche oder Gefäß geben, 3 Lorbeerblätter hinzufügen und das Glas mit Olivenöl füllen bis die Tomaten vollständig abdeckt sind. Glas gut verschließen. Ein paar Tage im Kühlschrank ziehen lassen.

Guten Appetit!

Guacamole Hausgemacht

Zubereitungszeit 5 Minuten

Zutaten

- 1 mittelgroße reife Avocado
- 2 EL fein gehackte rote Zwiebel
- 1 EL Maynonnaise

Zubereitung
Alle Zutaten in eine Schüssel geben, mit der Gabel zerdrücken, bis eine cremige Mischung entsteht.

Paleo Butternuss-Kürbis Mit Blumenkohl Soße

Zutaten:
- [ ] 4 mittelgroße Zucchini
- [ ] 1 Pint Kirschtomaten
- [ ] 3 EL Pesto
- [ ] Salz und frisch gemahlener schwarzer Pfeffer zum Abschmecken
- [ ] Olivenöl(optional)
- [ ] Pinienkerne, zum Nachfüllen (optional)

Nutzen Sie einen Kartoffelschäler um die Zucchini in dünne Streifen zu verarbeiten. Dies werden später unsere Nudeln

Zutaten:
- [ ] 1 mittleren Butternusskürbis (geschält, entkern und gewürfelt)
- [ ] 1 große Süßkartoffel (geschält und in dünne Scheiben geschnitten)
- [ ] 300 Gramm Spinat
- [ ] 1 EL Olivenöl
- [ ] 2 große gewürfelte Schalotten
- [ ] 4 gehackte Knoblauchzehen

- [ ] Salz & Pfeffer
- [ ] Prise Muskatnuss

Zutaten für die Soße:
- [ ] 1 ½ Kopf Blumenkohl in Röschen geschnitten
- [ ] 50 ml Mandelmilch
- [ ] 1 Tasse Hühnerbrühe
- [ ] ½ TL Salz
- [ ] ½ TL Pfeffer
- [ ] ½ TL Muskatnuss

Zubereitung:

1. Heizen Sie den Backofen auf 190 Grad vor.

2. Dämpfen Sie die Blumenkohlröschen in einem Dämpfer für ca. 15 Minuten

3. Geben Sie danach den Blumenkohl in das restliche, im Dämpfertopf befindliche, Wasser.

4. Fügen Sie nun Mandelmilch, Muskatnuss, Salz & Pfeffer zu. Mixen Sie alle Zutaten mit einem Stabmixer klein.

5. Bringen Sie in einem separaten Topf Wasser zum Kochen und fügen Sie die Stücke des Kürbisses zu und lassen Sie diese für 4 Minuten kochen. Danach aus dem Topf nehmen und abtropfen.

6. In einem Topf mittlerer Größe Öl bei mittlerer Hitze aufwärmen. Fügen Sie die Schalotten und den Knoblauch zu und lassen Sie beides für ca. 5 Minuten kochen.

7. Fügen Sie dann den Spinat zu und würzen Sie mit Salz & Pfeffer.

8. Fetten Sie nun eine Bratform mit Kokosfett ein und geben Sie mit einem Löffel eine Schicht aus der Mandelmilch in die Form. Geben Sie dann eine Schicht des Kürbisses in die Form. Geben Sie dann die Hälfte des Spinats und darauf die Süßkartoffeln in die Form. Beträufeln Sie dann die Zutaten mit dem der Mandelsoße (nicht alles), gefolgt vom restlichen Spinat und von den restlichen Kürbisses in die Form. Geben Sie nun den Rest der Mandelsoße über die Zutaten und würzen Sie mit Salz & Pfeffer nach.

9. Geben Sie nun die Form für circa 60 Minuten in den Ofen. Vor dem servieren etwa 10 Minuten kühlen lassen.

Brokkoli Puffer

Brokkoli einmal ganz anders genießen und zwar als Puffer. Zusammen mit Zwiebeln und Gewürzen, ist er ein geschmacklicher Hochgenuss, den Sie unbedingt probieren sollten! Geeignet ist das Rezept für bis zu 4 Personen.

Zutaten:

1 Brokkoli

1/2 Zwiebel

1 EL Kokosmehl

4 Eier

1 Esslöffel Kürbiskerne

1 Handvoll Petersilie

1 Knoblauchzehe

1 Prise Salz und Pfeffer

4 EL Kokosöl

Nährwertangaben gesamt:
Kalorien: 880,3 kcal

Kohlenhydrate: 29,6 g

Eiweiß: 43,0 g

Fett: 62,7 g

Zubereitung:

Waschen Sie die Brokkoli und zerkleinern ihn. Entfernen Sie die Schalen von den Zwiebeln und schneiden Sie sie grob klein. Das gleiche machen Sie mit dem Knoblauch. Als nächstes geben Sie alle Zutaten, außer dem Kokosöl, in eine Küchenmaschine und verarbeiten die Masse zu einem Teig.

Teilen Sie sich das Kokosöl am besten je Portion auf und lassen es in der Pfanne bei mittlerer Hitze heiß werden, bevor Sie Puffer zugeben. Je Puffe können Sie als Faustregel je einen großen Esslöffel Teig verwenden. Wenn Sie es ganz genau machen wollen, können Sie die Puffer auch auf einer Küchenwaage abwiegen. Jeder Puffer muss 3 Minuten je Seite in der Pfanne braten. Idealerweise können Sie die Pfanne mit einem Deckel verschließen, sodass die Puffer weniger anbacken und sich besser wenden lassen.

Alternativ können Sie dieses Gericht nicht nur mit Brokkoli probieren. Auch Gemüse wie zum Beispiel Blumenkohl oder Karotten, sind für die Zubereitung geeignet.

Chorizo Poppers

Für 3-4 Personen

Zutaten:

250g Putenhackfleisch

1/2 Tasse gewürfelte Tomaten

250g kleine Paprika, entkernt

1/4 Zwiebel

2 Knoblauchzehen, geschnitten

1/2 Esslöffel Apfelessig

1/2 Esslöffel Koriander

1/2 Esslöffel Paprikagewürz

1 Esslöffel Chillipulver

1/2 Teelöffel rote Paprikaflocken

1/4 Esslöffel Kumin/Kümmel

1/4 Esslöffel getrockneter Oregano

1/4 Teelöffel Meersalz

1/4 Teelöffel Pfeffer

Zubereitung:

1 In einer mittelgroßen Schüssel Hackfleisch mit Knoblauch, Chillipulver, Paprikagewürz, Oregano, Kümmel, Paprikaflocken, Salz, schwarzem Pfeffer und Apfelessig würzen .

2 Hackfleisch mit Chorizogewürzen ebenfalls gut vermischen .

3 Schüssel über Nacht mit Frischhaltefolie bedecken und über Nacht im Kühlschrank lassen.

4 Backofen auf 200 Grad vorheizen .

5 Paprika mit kaltem Wasser auswaschen .

6 Oberen Teil der Paprika entfernen und entkernen.

7 Hackfleisch aus dem Kühlschrank nehmen und auf mittlerer Flamme in Bratpfanne braun werden lassen.

8 Hackfleisch vom Herd nehmen und mit Tomaten, Zwiebeln und Koriander vermengen.

9 Minipaprika mit Hackfleischmischung füllen und aufs Backblech geben.

10 Gefüllte Paprika für 20-25 Minuten bei 200 Grad backen, bis die Ränder golden sind.

11 Mit Koriander verzieren und servieren.

Zum Guten Schluss Habe Ich Dir Noch Einen Lachs-Zucchini-Auflauf – Achtung Suchtgefahr!

Zutaten:

2 große Zucchini

3 Eier

1 große Zwiebel

300 g geräucherter Lachs in Scheiben (achte bitte auf eine nachhaltige Zucht)

Salz

Pfeffer

1 EL Kokos- oder Olivenöl

Zubereitung:

Den Backofen auf 200 Grad Ober- und Unterhitze vorheizen. Die Zwiebel schäle und fein hacken. Mit Kokos- oder Olivenöl glasig dünsten. Die Zucchini waschen und in dünne Scheiben schneiden. Die Eier in einer Schüssel verquirlen und mit Salz und Pfeffer würzen. Die Zucchini zusammen mit den Zwiebeln in die Schüssel mit den Eiern geben und gut vermischen. Eine Kastenform mit Backpapier auslegen und einen Teil des Zucchini-Eier-Mix bodenbedeckend in die Form geben. Nun den Lachs eine Schicht darüber geben und dann mit dem Zucchini-Eier-Mix wieder eine Schicht darüber geben. Abwechselnd nun so weitermachen. Die oberste Schicht ist Lachs. Diesen schneidest du klein. Alles nun mit einer Alufolie abgedeckt 50 Minuten in den Backofen geben und garen. Dann weitere 10 Minuten ohne Alufolie fertigbacken. Aus dem Ofen nehmen und abkühlen lassen. Mit dem Backpapier aus der Form nehmen und servieren.

Nun hast du neun wunderbare Rezepte, mit denen du beginnen kannst, dein neues Leben zu starten und ich bin mir sicher, sie werden dir alle schmecken.

Starte jetzt in deine Zukunft. Lebe ursprünglich, lebe Gesund, lebe im Einklang mit Dir und deiner Natur – lebe Paleo!

Gebackene Apfelchips

Zutaten:
- [ ] 2 Äpfel
- [ ] 1 EL Zimt
- [ ] Zubereitung:
- [ ] Heizen Sie den Ofen auf ca. 200 Grad vor.
- [ ] Putzen Sie die Äpfel.

Zubereitung:

1. Wenn Sie möchten, können Sie die Äpfel schälen.

2. Schneiden Sie die Äpfel in dünne Scheiben und entfernen Sie die Kerne

3. Legen Sie Backpapier auf ein Backblech und bestreuen dieses mit Zimt

4. Legen Sie die dünnen Apfelscheiben auf das Backblech und bestreuen Sie die Oberseite der Apfelscheiben mit Zimt

5. Geben Sie das Backblech für ca. 60 Minuten in den Ofen und wenden Sie danach die Apfelscheiben. Danach für weitere 60-90 Minuten backen lassen, bis die gesamte Flüssigkeit aus den Äpfeln verdampft ist.

Wiener Schnitzel

An sich werden die Wiener Schnitzel aus Kalbfleisch gemacht, aber es wird oft auch Schwein oder Geflügel verwendet.

Zutaten für 4 Portionen:
4 Kalbsschnitzel a rund 150g
2 Eier
2 EL Mandelmehl
1 EL Tapiokamehl
1 kleine Knoblauchzehe
¼ TL Dijonsenf
¼ TL Salz
1 Messerspitze scharfen Paprika
2 EL Schweineschmalz
½ Zitrone
4 Blättchen Petersilie

Nährwertangaben gesamt:
Kalorien: 1208,6 kcal

Kohlenhydrate: 6,7 g

Eiweiß: 153,4 g

Fett: 59,4 g

Zubereitung:

Die Schnitzel klopfen, bis sie nicht mehr als einen halben Zentimeter dick sind.

In einem flachen Teller die Eier mit der ganz fein gehackten und gequetschten Knoblauchzehe und dem Senf verrühren.

Im zweiten Teller mischen wir das Mandelmehl, das Tapiokamehl, das Paprika und das Salz.

Die Schnitzel legen wir dann nacheinander erst auf beiden Seiten ins Mehl, damit der Saft vom Fleisch gebunden wird, dann auf beiden Seiten im Ei tunken und danach wieder beide Seiten im Mehl wälzen.

In einer großen Pfanne mit viel Schmalz bei mäßiger Hitze 3- 4 Minuten auf jeder Seite ausbacken. Traditionell mit einer Zitronenscheibe und einem Blatt Petersilien dekorieren.

Garnele Shish-Kabobs

Für 4 Personen

Zutaten für einen Spieß:

3 mittelgroße Shrimps

3 Cherry Tomaten

1 rote Paprika, geschnitten

3 kleine Stückchen Zucchini

1/2 Kopf Rotkohl, entkernt und dünn geschnitten

1 Tasse Koriander, geschnitten

Zubereitung:

1 Zuerst alle Zutaten für die Marinade in eine große Schüssel geben.

2 Shrimps und Gewürze in die Marinade geben und umrühren .

3 Schüssel für eine halbe Stunde in den Kühlschrank stellen.

4 Danach den Inhalt der Schüssel auf dem Spieß tun.

5 Für 10 Minuten auf den Grill geben bis das Gemüse weich und die Shrimps knusprig sind. Nach der Hälfte der Zeit wenden.

Zutaten für Marinade:

1 Esslöffel Kokosöl

1 Teelöffel Knoblauchpulver

1 Teelöffel Cayenne Pfeffer

1 Teelöffel getrockneter Thymian

1 Teelöffel getrocknete Petersilie

Hähncheneintopf

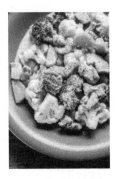

Zubereitungszeit 30 Minuten

Zutaten

- 400 g Hähnchenschenkelfleisch (ohne Haut und Knochen)
- 2 Knoblauchzehen
- 2 Karotten
- 1 kleiner Blumenkohl
- 1 kleiner Brokkoli
- 200 g Prinzessbohnen
- 200 ml Kokosmilch
- 2 EL Olivenöl

• Salz, Pfeffer

Zubereitung

1 EL Olivenöl auf der Pfanne erhitzen, gewürfeltes Gemüse dazufügen. Ein paar Minuten andünsten, bis das Gemüse fast fertig ist. Beiseitestellen. Auf einer tiefen Pfanne oder im Topf im Olivenöl Hähnchenschenkelstücke braten. Gehackten Knoblauch dazugeben, mit Salz und Pfeffer abschmecken. Wenn das Fleisch gar ist, Gemüse dazufügen. Mit Kokosmilch erlöschen, kurz aufkochen.

Hackfleisch Sandwicht Aus Zucchini Und Currysoße

Hackfleischbällchen Zutaten:

- ☐ ½ Zwiebel

- ☐ ½ Tomate

- ☐ 4 Zehen Knoblauch

- ☐ **1 Ei**
- ☐ 2 EL Kokosöl

- ☐ 2 TL Salz

- ☐ ½ TL schwarzer Pfeffer

- ☐ ½ Paprikagewürz

- ☐ 500 Gramm Rinderhackfleisch

Hackfleischbällchen Zubereitung :

1. Den Ofen auf 180 Grad vorheizen und geben Sie auf zwei Backbleche Alufolie.

2. Schälen und schneiden Sie die Tomate, die Zwiebel und den Knoblauch in Würfel.

3. Vermischen Sie nun das Ei, und die eben geschnittenen Zutaten und geben Sie Salz, Pfeffer und die Kokosnussmilch zu.

4. Geben Sie nun das Hackfleisch zur Mischung hinzu und kneten Sie die Zutaten zu einer gleichmäßigen Masse.

5. Formen Sie kleine Hackfleischbällchen und geben Sie diese für 20 Minuten in den vorgeizten Backofen.

Zutaten Zucchini Sandwich:

- ☐ 1 Zwiebel
- ☐ 1 Tomate
- ☐ 3 Zehen Knoblauch
- ☐ 250g Kokosnussmilch
- ☐ 4 große oder 8 kleine Zucchini
- ☐ 1 TL Salz
- ☐ 1TL Currypulver
- ☐ 1 Lemone
- ☐ **Petersilie**

Zubereitung Zucchini Sandwich:

1. Schneiden Sie die Zucchinis der Länge nach in zwei Hälften.

2. Entfernen Sie von einer Hälfe ein Drittel des Fruchtfleisches und von der anderen Hälfe ca. ein Halb des Fruchtfleisches.

3. Geben Sie nun in die Zwiebel, Knoblauch, Salz, Currypulver und geben Kokosnussmilch in eine Schüssel und mischen Sie alles gut durch. Die untere Flüssigkeit der Milch muss nicht verwendet werden.

4. Geben Sie die Mischung in die ausgehölten Zucchinos.

5. Nehmen Sie die Hackfleischbällchen aus dem Ofen und geben Sie die Zucchini in den Ofen. Lassen Sie die Temperatur gleich.

6. Lassen Sie die Zucchinis 20 Minuten nicht zugedeckt im Ofen und decken Sie diese dann noch 10 weitere Minuten mit Aluminiumfolie ab.

7. Hacken Sie die Petersilie und schneiden Sie die Lemon in Scheiben.

8. Nehmen Sie die Zucchini aus dem Ofen und geben die Hackfleischbällchen auf eine Seite der Zucchinihälften und klappen Sie diese mit einer anderen Hälfte zu.

9. Garnieren die den Teller mit Petersilie und Lemone und geben Sie das Sandwich auf den Teller

Spaghetti Bolognese Nach Art Paleo

Zutaten für 4 Personen:
500 g Rinderhack

400 g Tomaten

200 ml passierte Tomaten

2 Zucchini

2 Karotten

1 Zwiebel

1 Knoblauchzehe

30 g Cashew Kerne

frisches Basilikum

1 EL Sonnenblumenöl

Salz, Pfeffer und Chili Pulver zum Würzen

Nährwertangaben gesamt:
Kalorien: 1224,5 kcal

Kohlenhydrate: 46,4 g

Eiweiß: 125,4 g

Fett: 55,9 g

Zubereitung:

Die Zucchini mithilfe eines Sparschälers oder Julienneschälers in die Form von Nudeln bringen und erst einmal bei Seite stellen.

Zwiebel und Karotten kleinschneiden und in einer Pfanne anbraten bis die Zwiebeln eine goldbraune Farbe annehmen.

Nun das Rinderhack hinzufügen und anbraten. Zum Schluss den Zutaten noch eine gepresste Knoblauchzehe hinzufügen und für etwa eine Minute weiterbraten.

Für die fruchtige Note die Tomate würfeln und gemeinsam mit der passierten Tomate in die Pfanne zum Fleisch geben und unter geringer Hitzezufuhr leicht einköcheln lassen.

Nun in einem Topf Wasser bis kurz vorm Siedepunkt erwärmen. In der Zwischenzeit die Sauce mit den Gewürzen abschmecken, sowie die Cashewkerne zerkleinern und der fertigen Sauce hinzufügen.

Die Zucchini für etwa eine Minute in heißem Wasser erwärmen und nach dem Abtropfen in einem Sieb sofort auf vier Teller verteilen. In die Mitte der Zucchininudeln eine kleine Kuhle formen und mit der Bolognese auffüllen.

Anschließend mit dem Basilikum garnieren und warm servieren.

Collard Wraps

Für 4 Personen

Zutaten:

2 große Kohlblätter

1 kleine Zucchini, zerschnippelt

1 Möhre, zerschnippelt

1 Avocado oder Guacamole

1 Tasse geschnittene Zwiebelringe

1 Tasse Portobello Pilze, in mundgerechte Stücke geschnitten

2 Tassen Kopfsalat

Meersalz und Pfeffer nach ihrer Wahl

1 Tasse Meersalz (zum Einweichen)

Zubereitung:

1   Zwiebeln und Pilze in gesalzenes Wasser für 10 Minuten oder länger einweichen.

2   Die Kohlblätter flach mit der Innenseite nach oben hinlegen .

3 Zwiebeln und Pilze gut abwaschen.

4 Jeweils einen Löffel Avocado/Guacamole, die halbe Zucchini, die Hälfe der Möhren, Hälfte der Pilz-Zwiebel-Mischung auf jedes Blatt geben.

5 Jedes Blatt einrollen.

Pfannengericht „Kühlschrankputztag"

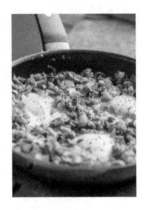

Zubereitungszeit 25 Minuten

Zutaten

- 400 g Hackfleisch

- 1-2 EL Tomatenmark

- 2 Tomaten

- 1 Porree

- 1 Zwiebel

- eine Handvoll Pilze

- 4 Eier

- 1 EL Olivenöl

• nach Belieben Salz, Pfeffer und Kräuter

Zubereitung
Hackfleisch auf der Pfanne im Olivenöl mit gehackter Zwiebel und Gewürzen braten. Tomatenmark, gehackten Porree, Tomaten und Pilze zufügen. Braten, bis alle Zutaten gar sind. Vier Eier draufschlagen, abdecken. Erhitzen, bis die Eier gar sind. Bei Wunsch auch auf Eier etwas Salz und Pfeffer streuen.

Tipp! Dieses Gericht gibt Dir viel Freiheit. Du kannst zufügen, was Du im Kühlschrank findest oder was Dir appetitlich scheint. Gemüse und Kräuter passen gut.

Paleo-Pasta

Zutaten für 2-3 Personen:

- ☐ 8-10 Zucchini
- ☐ 400 Gramm Hackfleisch
- ☐ 2 Zwiebeln
- ☐ 1 bis 2 Knoblauchzehen
- ☐ 500 Gramm Tomaten
- ☐ Oregano, Thymian, Salz, Pfeffer, Paprikapulver

Zubereitung:

1. Schneiden Sie die Zucchini mit einem Kartoffelschäler der Länge nach in dünne Streifen.

2. Schälen und schneiden Sie die Zucchini in kleine Würfel.

3. Braten Sie das Hackfleisch kurz an und geben Sie danach die Zwiebeln hinzu und braten Sie diese mit an.

4. Geben Sie nun Salz und Pfeffer nach Belieben zu.

5. Schneiden Sie nun die Tomaten in kleine Stücke und geben Sie diese hinzu.

6. Schälen Sie den Knoblauch und pressen sie diesen in das Hackfleisch

7. Alle restlichen Gewürze hinzugeben

8. Während die Soße kocht erhitzen Sie Wasser in einem großen Topf und lassen es kurz aufkochen.

9. Topf von der heißen Herdplatte nehmen und die Zucchini hinzugeben und nach wenigen Minuten aus dem Wasser nehmen und gemeinsam mit der leckeren Soße auf tiefen Tellern anrichten.

Mango Kiwi Tassen

Für 3-4 Personen

Zutaten:

6 Kiwis

2 Mangos

Minzblätter

Zubereitung:

1 Schale der Früchte entfernen und in kleine Würfel schneiden. Dabei um den Kern der Mango herumarbeiten.

2 Gut durchmischen, im Kühlschrank aufbewahren und Minzblätter vor dem Servieren hinzugeben .

Hähnchenfilet-Speckröllchen

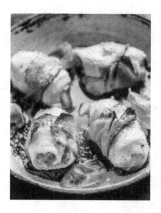

Zubereitungszeit 30 Minuten

Zutaten

• 4 Hähnchenfilets

• 8 Scheiben Speck

• 1 Karotte

• 1 Zwiebel

• Olivenöl

• Pfeffer

• Kräuter (Z. B. Thymian, Basilikum oder Petersilie)

Zubereitung

Den Ofen auf 200 Grad vorheizen. Hähnchenfilets längs in 2-3 Streifen schneiden. Das Fleisch mit Olivenöl, Pfeffer und gehackten Kräutern bestreichen. Die Karotte mit dem Gemüseschäler in lange Streifen schneiden und auf das Fleisch legen. Zwiebel in Scheiben schneiden und auch auf das Fleisch legen. Mit Speckscheiben umhüllen und mit dem Zahnstocher fixieren. Bei 200 Grad 15-20 Minuten backen.

CPSIA information can be obtained
at www.ICGtesting.com
Printed in the USA
BVHW042337040621
608823BV00012B/3029

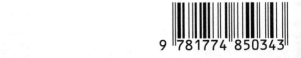

9 781774 850343